The Sivananda
YOGA
트레이닝매뉴얼

정소은 옮김

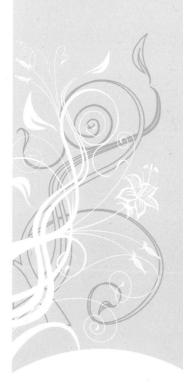

Training Manual

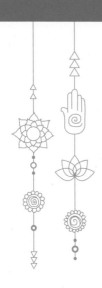

시바난다 요가

발행 2020년 3월 27일

옮김 정소은
발행인 최영민
발행처 북앤로드
주소 경기도 파주시 신촌2로 24
전화 031-8071-0088
팩스 031-942-8688
전자우편 pnpbook@naver.com
출판등록 2015년 3월 27일
등록번호 제406-2015-31호

정가 : 12,000원

ISBN 979-11-87244-73-8 (13510)

CONTENTS

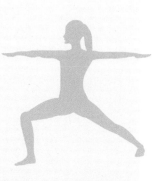

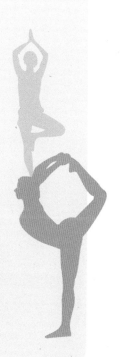

1부

요가의 5가지 원칙

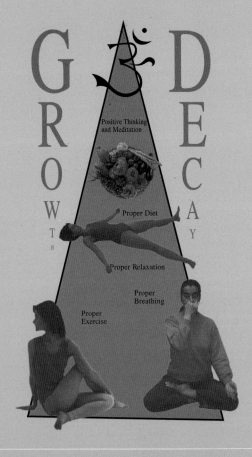

Positive Thinking and Meditation

Proper Diet

Proper Relaxation

Proper Breathing

Proper Exercise

요기들은 삶을 하나의 삼각형으로 바라본다.

육체는 출생하여 성장하고 변화하며 결국 노화와 죽음에 이르게 되는 과정을 겪는다.

인간의 성장기는 약 18~20세 정도가 되면 안정을 이루게 되고 인생의 초창기인 청년기에는 세포 재생속도(동화작용)가 세포 노화속도(이화작용)를 초월한다.

육체는 약 20~35세 정도까지 균형을 유지하다가, 점차 노화 혹은 이화작용이 나타나기 시작하면서 질병과 절망을 수반하는 노년기에 이른다.

하지만 요기들은 우리가 단지 아픔과 고통을 겪고 질병과 죽음에 이르기 위해 태어난 것은 아니라고 말한다.

삶에는 분명 훨씬 더 큰 목적이 있다.

이러한 삶의 목적을 알아가기 위한 영적인 연구에는 건강한 몸과 마음의 산물인 예리한 통찰력과 강인한 의지가 필요하다. 때문에 고대의 현자들은 노화를 늦추고 육체적, 정신적 기능들을 강하게 유지하기 위한 완전한 시스템으로서 요가를 개발했다.

요가는 올바른 운동, 올바른 호흡, 온전한 휴식, 올바른 식이요법 그리고 긍정적인 사고와 명상이라는 5가지 원칙을 포함한 단순하고 자연적인 프로그램이다.

요가는 '삶은 단순하게, 생각은 고상하게'라는 원리에 기초한 평생의 자기 수련이다.

육체는 영혼을 위한 사원 혹은 이동 수단으로 그 원활한 기능을 위해서는 특별한 조건들이 요구된다. 대표적인 이동 수단인 자동차를 예로 들어보자. 자동차가 그 기능을 다하기 위해서는 윤활 시스템, 배터리, 냉각시스템, 적당한 연료와 운전대를 잡을 책임감 있는 운전자를 필요로 하는데 우리의 육체－이동수단도 마찬가지다.

올바른 운동

순환계의 기능과 유연성을 증대시켜 관절, 근육, 인대, 힘줄 그리고 신체 각 부위들에 윤활유 역할을 한다.

올바른 호흡

육체를 우리 몸의 배터리라고 할 수 있는 어마어마한 잠재적 에너지가 저장된 태양 신경총에 연결시켜준다. 특정한 요가 호흡(프라나야마)이 수행되면 이 에너지는 몸과 마음에 활력을 불어넣는다.

온전한 휴식

자동차의 라디에이터와 같은 냉각장치 역할을 한다. 몸과 마음이 계속해서 피로하게 되면 효율성이 떨어지는데 이때 휴식은 재충전을 위한 자연의 가르침과도 같다.

올바른 식이요법

몸을 위한 올바른 연료를 제공해 준다. 이를 위해서는 음식, 공기, 물 그리고 햇빛을 최적화하여 제대로 활용하는 것이 반드시 필요하다.

긍정적인 사고와 명상

자신을 통제할 수 있게 해준다. 지성은 정화되고 낮은 본질은 안정과 집중을 통해 의식의 통제를 받는다.

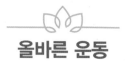

올바른 운동

아사나(Asana)

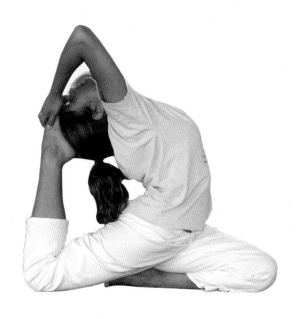

현대의 수많은 체육 활동 시스템들은 기계적인 움직임이나 운동을 통해 근육을 발달시키도록 고안되었다. 그러나 요가에서는 육체를 완전함에 이르기 위한 영혼의 이동 수단으로 간주한다. 때문에 아사나(요가의 동작)는 육체의 발달뿐만 아니라 정신력과 영적인 능력까지도 향상시키도록 만들어졌다.

요가의 동작과 다른 운동들과의 가장 근본적인 차이점은 다른 운동이 대개 과격한 근육의 움직임을 강조한다는 점이다. 이것은 근섬유 내에 다량의 젖산을 발생시켜 피로를 유발하게 된다.

반면 요가의 동작인 아사나는 천천히 수행하도록 되어 있어서 젖산 발생을 오히려 감소시켜 준다. 또한 깊은 호흡을 유지하는 동안 산소량이 증대되어 체내에 무엇이 만들어지든 그것을 중화시킬 수 있다.

일반적으로 추정되는 것처럼 근육의 발달이 반드시 건강한 신체를 의미하는 것은 아니다. 건강은 모든 장기들이 정신의 지능적인 통제 하에 적절히 제기능을 다하고 있는 그 상태를 보는 것이 더 적절하다.

요가의 동작은 안정된 자세를 의미하는 '아사나'라고 불린다. 이는 요가 아사나가 일정 시간동안 그 동작을 유지한다는 데서 비롯되었다. 하지만 이것은 어디까지나 숙련된 수행에 이르렀을 때의 이야기이고 처음에는 단순히 신체의 유연성을 증가시키는 데 집중한다.

신체는 유연하면 할수록 젊다고 볼 수 있다. 요가의 동작은 우선 척추의 건강, 척추의 강인함과 유연성에 중점을 두고 있다. 척추 안에는 신경 다발인 척수가 존재한다. 운동을 통해 척추의 유연성과 강인함을 유지함으로써 순환계가 활발해지고 신경들은 충분한 영양소와 산소를 공급받게 된다.

아사나는 근육뿐만 아니라 분비선이나 장기 같은 신체 내부 기관에도 작용한다. 더 깊고 정교한 부분까지 영향을 미치는 것이다. 내부 장기들은 아사나의 다양한 동작들을 통해 마사지되고 자극을 받아서 좀 더 효율적으로 그 기능을 수행한다.

따라서 내분비계(분비선과 호르몬)는 활력을 되찾고 감정의 균형을 잡는데 도움을 주며 삶에 있어서의 정신적 관점을 고양시켜준다. 아사나 수련과 가까워질수록 우리는 깊은 호흡과 집중력을 배우게 된다.

요가 자세 안에서 집중력을 키워감으로써 한 시간의 요가 수련은 한 시간의 운동, 한 시간의 깊은 휴식 그리고 한 시간의 명상을 가져다 줄 것이다.

요가 운동 시스템은 몸 전체를 완전히 다룬다는 점에서 다른 어떤 것과도 비교될 수 없다.

천천히 의식적으로 수행되는 아사나는 단지 신체적인 효과를 넘어서 집중과 명상을 통한 정신적 수양까지도 가능하게 한다.

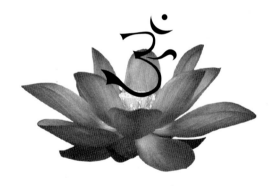

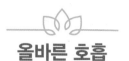

올바른 호흡

프라나야마(Pranayama)

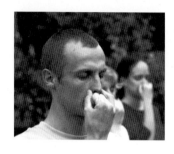

대부분의 사람들은 자신의 폐활량의 극히 일부분만 사용한다. 얕게 호흡하고 흉곽을 거의 확장시키지도 않는다.

어깨는 굽어져 있고 등의 상단부와 목에 통증이 있을 정도로 긴장감을 유지하며 산소부족으로 고생한다.

또한 많은 사람들이 쉽게 피로해지면서도 그 이유는 알지 못한다. 따라서 신중하게 호흡을 관리하는 것은 건강과 활력을 가져다줄 일상에 유용한 도움이 될 수 있다.

평소에 에스컬레이터나 엘리베이터를 이용하더라도 직접 걸어 올라가야 할 계단을 피할 수 없기 마련이다. 만일 이때 쉽게 피로해진다면 다음 방법을 이용해 보자.

양쪽 견갑골을 제자리에 바르게 놓은 상태로 첫 두 계단을 오를 때 숨을 들이마시고 그 다음 두 계단을 오를 때는 숨을 내쉰다.

이렇게 두 계단에 들이마시고 두 계단에 숨을 내쉬는 리듬감을 유지하다보면 숨을 헐떡이지 않고도 계단참을 미끄러지듯이 올라 정상에 도달할 수 있다. 오르는 동안 호흡을 리드미컬하게 진행함으로써 우리 몸은 더 많은 이산화산소를 배출하고 충분한 산소를 흡수하여 덜 피로해지게 된다.

생존을 위한 호흡

요즘 우리 모두에게 필요한 것은 책상 앞이나 자동차 안, 혹은 컴퓨터 앞에서 할 수 있는 호흡 프로그램이다. 그렇다면 다음 방법을 통해 긴장과 우울마저도 극복할 수 있다. 무리하지 말고 양쪽 견갑골을 최대한 모아주고 부드럽게 충분히 숨을 내쉰다. 멈추고 이번에는 폐가 무리 없이 가득 찰 때까지 천천히 깊고 부드럽게 숨을 들이마신다. 그런 다음 견갑골의 위치를 바꾸지 말고 긴 한숨을 코로 천천히 내쉰다. 이 방법을 12번 하고 나면 우울감이 사라질 것이다. 생명을 주는 산소를 충분히 넉넉하게 공급함으로써 뇌가 자극되고 긴장이 풀리게 된다.

호흡에는 다음 세 가지 기본 방법이 있다.

먼저 쇄골호흡은 가장 얕고 나쁜 방법이다. 숨을 들이마실 때 복부가 수축되는 동안 양쪽 어깨와 쇄골이 따라 올라간다. 최대의 노력으로 최소의 공기를 얻는 격이다. 늑간호흡은 불완전 호흡의 두 번째 방법으로 늑골 근육이 흉곽을 확장시키면서 실행된다. 세 번째 방법인 깊은 복식호흡은 공기를 폐의 가장 낮고 넓은 부분까지 가져다준다. 호흡은 느리고 깊게 하며 적절히 실행되었을 때 횡경막을 사용할 수 있다. 사실 이러한 세 가지 타입은 모두 불완전 호흡이다. 완전한 요가 호흡은 이 세 가지를 다 섞어서 하며 복부로 시작해서 늑간과 쇄골 부분을 통해 숨을 계속해서 들이마신다.

제대로 된 횡경막호흡(복식호흡)을 느껴보기 위해서는 루즈한 옷을 입고 등을 바닥에 대고 누워본다.

손을 횡경막이 위치한 복부 위쪽에 올려놓고 숨을 천천히 들이마시고 내쉰다. 숨을 들이마실 때 복부는 바깥쪽으로 확장되어야 하며 숨을 내쉴 때에는 수축시킨다.

이러한 내 몸 안의 움직임을 느껴보도록 하자. 천천히 들이마시며 복부, 흉곽 그리고 마지막으로 폐의 상단부를 확장시킨다. 그런 다음 복부를 끌어당겨 홀쭉하게 만들면서 같은 방법으로 숨을 내쉰다. 이것이 바로 요가의 완전 호흡이다.

프라나야마

프라나(필수 호흡의 섬세한 에너지)를 통제하는 것은 마음도 다스릴 수 있게 해준다. 요가에서는 '프라나야마'라고 하는 호흡법을 가르치는데 이것은 프라나를 통제한다는 뜻이다.

인간의 몸에서 프라나의 가장 총체적인 징후는 폐의 움직임이다. 이것은 작동 중인 신체의 다른 부분들을 관장하는 *플라이휠과도 같은 역할을 한다. 프라나야마는 폐의 움직임을 조절하는 것에서부터 시작된다.

플라이휠 : 관성바퀴. 물체의 회전속도를 느리게 하기 위해 회전축에 달아 놓은 바퀴

섬세한 프라나가 통제될 때 몸 안의 프라나의 모든 다른 중대한 징후들도 천천히 통제하에 이르게 될 것이다. 몸의 모든 구석구석이 프라나로 채워질 수 있다. 우리가 이것을 실행할 수 있을 때 몸 전체가 통제될 것이다. 프라나를 통제하고 조절함으로써 모든 병의 근원을 파괴할 수 있다. 이것이 바로 치유의 비밀이다.

일상의 보통 호흡으로는 극소량의 프라나만 얻을 수 있다. 그러나 호흡에 집중하고 의식적으로 조절하다보면 우리는 엄청난 양의 프라나를 몸 안에 저장할 수 있다. 풍부한 프라나의 에너지를 가진 사람은 그와 접촉한 모두에 의해 느껴지는 활력과 강인함을 뿜어낸다.

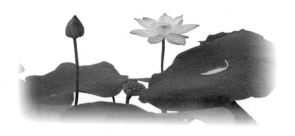

온전한 휴식

사바사나(Savasana)

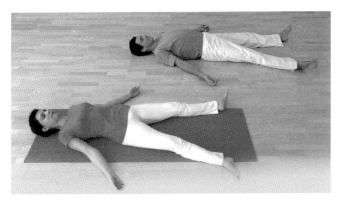

인간의 육체와 마음이 계속해서 과로하게 되면 본질적인 효율성은 떨어진다. 현대의 사회생활이나 음식, 일 그리고 디스코 댄싱처럼 엔터테인먼트라고 불리는 것들마저도 사람이 휴식하는 걸 어렵게 한다.

많은 사람들이 휴식이야말로 재충전을 위한 자연의 가르침 이라는 사실을 까먹는다. 심지어는 쉬려고 할 때조차도 긴 장함으로써 많은 육체적, 정신적 에너지를 낭비해 버린다. 근육은 실제로 유용하게 쓰일 때보다 지속적인 준비상태를 유지할 때 더 많은 에너지가 소모된다. 몸과 마음을 조절하고 균형을 맞추기 위해서는 우리의 에너지를 절제하는 법을 배우는 것이 가장 좋다. 제대로 된 휴식을 취하는 법을 배움으로써 이것을 실천할 수 있다.

우리의 몸은 보통 하루 사이에 필요로 하는 모든 물질과 에너지를 생산해낸다. 그러나 이렇게 만들어진 것들이 나쁜 기분이나 분노 혹은 극심한 짜증에 의해 단지 몇 분 만에 다 소모될 수도 있다. 난폭한 감정을 분출하거나 억압하는 과정은 종종 습관으로 자리잡기도 한다. 그 결과는 우리 몸과 마음에 치명적이다.

요가에서는 완전한 휴식상태를 사실상 거의 어떠한 에너지 혹은 프라나가 소비되지 않고 있을 때라고 규정짓는다. 완전한 휴식은 반드시 육체, 정신, 영적인 것의 세 가지 단계로 실행되어야 한다.

육체적 휴식

모든 행동은 사고의 결과이다. 반면 마음이 근육에게 수축하라는 명령의 메시지는 보내는 것처럼 마음은 지친 근육에게 휴식을 취하라고 메시지를 보내기도 한다.

모든 요가 클래스의 마지막 단계에서는 완전한 육체적 휴식을 실행한다. 휴식을 유도하는 자기 암시는 발가락에서부터 시작해서 근육을 지나 신체의 위쪽으로 이동시켜준다. 그런 다음 휴식의 메시지는 신장, 간 그리고 다른 모든 내부 장기들로 전해진다. 이러한 휴식 동작을 사바사나 혹은 송장 자세(Corpse pose)라고 부른다.

정신적 휴식

정신적으로 긴장하고 있을 때 몇 분 동안 천천히 그리고 리드미컬하게 호흡하기를 권한다. 곧 마음은 평온해질 것이며 공중에 떠 있는 듯한 기분을 느끼게 될 것이다.

영적인 휴식

아무리 마음을 편안히 하려고 해도 영적인 휴식 상태에 이르기 전까지는 모든 긴장감이나 걱정이 완전히 사라질 수 없다. 인간이 육체와 마음으로 구별되는 한 걱정, 슬픔, 불안, 공포, 분노도 함께하게 된다.

이러한 감정들은 긴장을 가져온다. 요기들은 인간이 육체나 마음으로부터 떨어져 나와 자아의식에서 자신을 분리

해내지 않는 이상 완전한 휴식에 이르는 길은 없다는 것을 알고 있다.

요기는 자기 자신을 보편적이며 전능하고, 가장 평화롭고 즐거우며 그 안에 순수한 의식을 가진 존재로 동일시한다. 그들은 그 모든 힘, 지식, 평화 그리고 강인함의 근원이 육체가 아닌 바로 그 자신 안에 있다는 것을 알고 있다.

우리는 "내가 바로 순수한 의식 그 자체다."라는 본성을 내세우며 이것에 맞춰 나가야 한다. 이러한 자기 자신과의 동일시가 휴식의 과정을 완성시킨다.

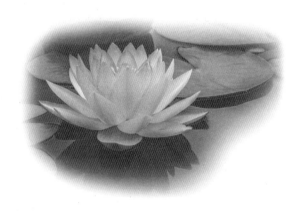

올바른 식이요법

채식주의자(Vegetarian)

요가의 식이요법은 건강에 좋은 순수하고 자연적인 음식으로 구성된 채식주의 식단이다. 가벼운 식사는 음식물의 소화와 흡수를 돕는다.

인간에게 필요한 영양소는 단백질, 탄수화물, 미네랄, 지방 그리고 비타민 이렇게 5개로 구성된다. 모든 자연식(과일, 야채, 씨앗류, 견과류와 곡물)은 다양하게 섭취할 경우 이러한 필수 영양소들의 대부분을 포함하고 있다. 비옥한 토양(되도록이면 화학물질과 농약을 사용하지 않은 유기농)에서 자라고 자연에서 직접 얻은 음식을 섭취하는 것은 이러한 영양소들을 더 잘 공급받을 수 있게 도와준다. 반면 음식을 가공하고 정제하고 또한 너무 오래 익히게 되면 많은 영양소가 파괴된다.

먹이순환 혹은 먹이사슬로 알려진 생태계의 순환 구조는 지구상 모든 삶의 에너지의 최고 근원인 태양으로부터 시작한다. 태양은 최대의 생명을 증진시키는 속성을 가진 식물에 직접적으로 영양분을 공급한다. 식물은 1차 에너지를 얻는 초식동물에 의해 먹힌다. 이러한 초식동물들 중 일부는 육식동물에게 먹힌다. 이때 섭취하게 되는 고기는 태양으로부터 영양분을 얻은 식물이 초식동물의 몸을 한 번 거쳐 왔기 때문에 종종 소화하기가 더 어렵다거나 신진대사의 가치를 떨어뜨린다.

많은 사람들이 요가의 식이요법을 두고 충분한 단백질을 섭취할 수 있을지 걱정한다. 하지만 단순히 양보다는 단백질의 질이 더 중요하다는 사실은 간과하고 있다. 유제품, 콩류, 견과류와 씨앗류는 채식주의자들에게 충분한 단백질을 공급해준다. 건강의 모토는 "먹기 위해 사는 게 아니라 살기 위해 먹어라."이다. 먹는 것의 목적이 우리의 존재에 생명력 혹은 프라나, 필수 생명 에너지를 공급하기 위한 것이라는 걸 이해한다면 그것이 최상이다. 그래서 요가를 수행하는 사람에게 가장 좋은 영양 플랜은 바로 신선한 자연식품을 간단히 섭취하는 것이다.

하지만 진정한 요가의 식이요법은 사실상 이보다 훨씬 까다롭다. 요기는 음식이 마음에 미치는 미묘한 영향에 집중한다. 따라서 심하게 자극적인 음식은 피하고 마음은 평온하게, 지성은 예리하게 만들어주는 음식들을 선호한다. 심각하게 요가의 길을 가고자 한 사람이라면 고기, 물고기, 달걀, 양파, 마늘, 커피, 허브티를 제외한 차, 술, 약물은 피해야 한다.

식이요법의 변화는 점차적으로 진행될 때 가장 좋다. 식단에서 마침내 모든 육류 제품이 완전히 사라질 때까지는 야채, 곡물, 씨앗류, 견과류의 양을 늘려 다른 음식을 대체해나가는 것부터 시작한다. 요가의 식이요법은 높은 수준의 건강과 날카로운 지성 그리고 마음의 평화를 얻는 데 도움이 될 것이다.

긍정적인 사고와 명상

베단타와 디야나(Vedanta and Dhyana)

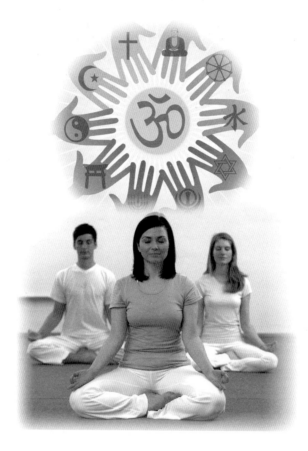

호수의 표면이 잠잠할 때 밑바닥이 또렷하게 보인다. 만약 표면이 물결에 의해 흔들리면 이것은 불가능하다.

같은 의미에서 아무 생각이나 욕망도 없이 마음이 고요할 때 우리는 비로소 자신의 내면을 볼 수 있다. 이러한 평온의 상태를 요가라고 부른다. 요가에서는 외부적으로 혹은 내부적으로 마음을 집중시키는 두 가지 방법으로 정신적 불안을 통제할 것을 권한다.

즉 내부적인 집중의 경우 나의 내면 혹은 나 자신의 의식에 중점을 둔다. 그리고 외부적으로의 집중은 나의 내면 혹은 나 자신 이외에 어떠한 것에라도 초점을 맞추면 된다.

무언가에 집중을 하는 정신적인 능력은 비범하거나 신비한 것이 아니라 누구나 선천적으로 가지고 있는 것이다.

예를 들어 골프 같은 어떤 여가활동을 시작한다고 하자. 공을 홀 안에 넣는 것에 집중함으로써 다른 생각들은 점차 줄어들거나 사라진다.

완벽하게 집중했을 때 우리는 좋은 게임을 펼쳤다고 느낀다. 그러나 우리가 경험하게 되는 행복감은 사실은 그 공이 18번 홀에 들어갔기 때문이 아니라 우리가 18번 완벽한 집중력을 달성했다는 데서 온다. 바로 그럴 때에 모든 걱정과 세상의 문제들이 사라진다. 마음이 완전히 집중상태에 이르면 시간은 마치 그것이 존재하지도 않았던 것처럼 알아차리지도 못하게 흘러간다.

이러한 평화로운 상태는 명상의 준비단계로 보일 수도 있다. 그러나 이 상태와 내부적인 집중을 통해 얻어지는 진정한 명상에는 큰 차이점이 있다.

마음을 외부적인 것에 집중하여 얻은 행복감은 일시적이고 순식간이라는 것이다. 그것은 본래 제한적일 수밖에 없다. 따라서 행복감과 완전한 평화로움을 유지할 수 있는 상태에 이르기 위해서는 먼저 어떻게 마음을 진정시키는지, 어떻게 집중하는지 또 그 한계를 극복하고 어떻게 마음을 움직이고 확장시켜 나갈 수 있는지를 알아야 한다. 마음의 집중을 내부로 돌림으로써 바로 자기 자신에게서 우리는 완전한 집중이라는 경험을 심화시킬 수 있다.

이것이 바로 명상의 단계이다. 명상은 지속적인 관찰과 마음을 진정시킴으로써 얻을 수 있는 가장 훌륭한 것이다. 명상은 내면에 있는 무한한 지혜의 샘을 발견한다는 특별

한 목적을 가지고 지속적인 시간과 장소를 두고 수행해야
한다.

*"명상의 도움 없이는 자기 자신에 대한 지식을 얻을 수 없다. 그것의 도움
없이는 신의 경지에 이를 수도 없다"*

– 스미와 시바난다 블리스 디바인(Swami Sivananda Bliss Divine)

명상의 기술

명상은 마치 눈이 보이지 않는 사람에게 색깔을 묘사할 수
없는 것처럼 말로 설명할 수 없는 경험이다. 모든 일상적
인 경험은 시간, 공간 그리고 인과 관계에 의해 제한된다.
우리의 일반적인 의식과 이해력은 이러한 경계를 초월하지
않는다.

과거, 현재, 미래로 측정되는 한정된 경험은 그 한계를 뛰
어 넘을 수 없다. 시간이라는 개념은 영구적이지 않기 때
문에 환상에 불과하다. 현재는 헤아릴 수 없을 정도로 작
고 순식간이며 잡을 수도 없다. 과거와 미래는 현재에 존
재하지도 않는다. 우리는 환상 속에 살고 있다.

명상의 상태에 이르게 되면 이러한 모든 제한 사항들을 초월할 수 있다. 그 안에는 과거도 미래도 없으며 오로지 영원한 지금 속에 자아의식만이 존재한다. 이 상태는 오직 모든 정신적 변화가 잠잠해졌을 때만이 가능하다.

우리가 경험할 수 있는 것 중에서 그나마 가장 명상에 근접한 유사한 상태는 바로 깊은 수면 중일 때이다. 거기에는 시간도 공간도 인과관계도 없다. 그러나 명상은 정신적으로 심오한 변화를 가져오기 때문에 깊은 수면과는 구분된다. 마음의 동요를 누르고 완만하게 함으로써 명상은 정신적인 평화를 가져온다.

육체적인 면에서 볼 때 명상은 신체의 이화작용 혹은 노화를 늦춰주고 성장과 재생을 위한 동화과정을 연장하는데 도움을 준다. 보통 동화작용은 18세까지 두드러지다가 18~35세까지는 동화, 이화작용의 균형이 이루어지며 35세 이후로는 이화작용이 우세하게 나타난다. 명상은 이화작용을 상당히 늦춰주는데 이것은 체세포의 선천적인 수용성 때문에 가능하다.

우리의 체세포는 본능적으로 잠재의식에 의해 통제된다. 체세포는 개별적인 의식과 집합적인 의식 두 가지를 모두 가지고 있다. 사고와 욕구가 몸 안으로 쏟아져 들어올 때 세포들이 활성화된다. 육체는 항상 그룹의 요구에 복종한다. 긍정적인 사고가 세포에 긍정적인 결과를 가져온다는 것은 과학적으로도 입증된 바 있다. 명상이 긍정적인 정신 상태를 연장시켜서 체세포를 재생시키고 노화를 늦춰주는 것이다.

잠자는 것을 배울 수 없는 것처럼 우리는 명상하는 것도 배울 수는 없다. 그저 잠에 빠져들거나 명상의 상태로 빠져들 뿐이다. 다만 명상의 기술과 단계에 관해서는 기억해야 할 몇 가지 포인트가 있다.

명상의 14가지 포인트

1. 규칙적인 시간과 장소, 그리고 수련하는 것이 중요하다. 최대한 미루지 말고 규칙적으로 수행하는 것은 마음이 산란해지는 걸 늦출 수 있도록 우리를 길들여준다.

2. 가장 효과적인 명상의 시간대는 특별한 영적인 힘으로 대기의 기운이 바뀌는 새벽과 해질녘이다. 만약 이때 명상을 하는 것이 가능하지 않다면 일상생활에 지장을

주지 않고 마음이 진정될 수 있는 시간대 중 한 시간을 선택한다.

3. 명상을 위한 독립적인 공간을 마련하도록 하라. 명상을 계속 하다보면 강력한 진동이 그 공간에 나타나 평화와 순수의 분위기가 느껴질 것이다.

4. 자기의 진동의 효과를 극대화하기 위하여 북쪽이나 동쪽을 향해 앉는다. 척추와 목을 바로 세우되 긴장을 풀고 가부좌 자세로 안정되고 편안하게 앉는다.

5. 시작하기 전에 일정한 시간을 두고 자신의 마음에게 고요해질 것을 명령한다. 과거, 현재, 미래를 잊어라.

6. 의식적으로 호흡을 조절한다. 뇌에 산소를 충분히 공급하기 위해 5분 정도 깊은 복식 호흡을 하는 것으로 시작하라. 그런 다음 감지할 수 없을 정도로 호흡을 늦춰라.

7. 리드미컬하게 호흡을 유지한다. 3초 동안 들이마시고 3초 동안 숨을 내쉰다. 호흡 조절은 생명 에너지인 프라나의 흐름을 통제한다.

8. 초반에는 마음이 가는대로 둔다. 마음이 여기저기 왔다 갔다 흔들리겠지만 결국에는 프라나의 집중을 따라서

점차 모아질 것이다.

9. 마음을 고요하게 하려고 너무 애쓰지 않는다. 이는 추가적인 뇌파를 발생시켜 명상을 방해하기 때문이다.

10. 마음을 편히 쉬게 할 만한 집중 포인트를 선택한다. 천성적으로 지적인 사람들은 눈썹 사이의 지점에 있는 아즈나 챠크라(Ajna Chakra)를 선택하는 것이 좋다. 좀 더 감성적인 사람들은 심장 부근에 위치하는 *아나하타 챠크라(Anahata or Heart Chakra)를 선택한다. 절대로 한 번 정한 집중 포인트를 바꾸지 않는다.

11. 중립적이고 기분이 좋아질 만한 대상에 초점을 맞추고 집중 포인트에 그 이미지를 떠올린다. 만약 *만트라(Mantra)를 이용한다면 호흡과 함께 마음속으로 그것을 반복한다. 자신만의 만트라가 없는 경우에는 *옴(OM)을 사용한다. 마음속으로 만트라를 반복하는 것

아나하타 챠크라 : 7개의 차크라 중 네 번째 차크라이며 가슴 차크라라고도 함.

만트라 : '마음을 보호함'이라는 뜻으로 수행자의 주의력이나 집중력을 높이기 위한 소리하는 방법이다.

옴 : 인도의 여러 종료에서 신성시 되는 영적 주문으로 그 의미나 함의는 종교마다 다르다.

이 더 강력한 효과를 주지만 만약 졸음이 온다면 만트라를 입 밖으로 크게 반복하는 것도 좋다.

12. 만트라의 반복은 그 의미를 알지 못한다 하더라도 소리의 진동이 생각의 진동과 어우러져서 우리를 순수한 사고로 이끌어줄 것이다. 소리내어 반복하는 만트라는 텔레파시 언어가 되어 마음속의 만트라 반복으로 전해지고 그곳에서 순수한 사고로 나아간다.

13. 수행하다 보면 그 이중성은 사라지고 초의식 상태인 *사마디(Samadhi)에 이르게 된다. 여기까지 가는 데는 오랜 시간이 걸리므로 초조해하지 말고 인내심을 갖는다.

14. 사마디에 이르게 되면 인식자, 지식, 아는 것이 모두 하나가 되는 황홀경의 상태에서 휴식을 취하게 된다. 이것은 신비로운 모든 종교와 신념에 의해 다다르게 되는 초의식의 상태이다.

사마디 : '삼매'로도 불리며 마음이 산란하지 않고 고요한 상태. 명상상태 또는 집중상태를 말한다.

만일 하루에 30분 동안 명상을 한다면 당신은 평화와 영적인 힘으로 삶을 마주할 수 있게 된다. 명상은 가장 강력한 정신 활력소이자 신경안정제이다.

신성한 에너지는 명상을 하는 동안 자유롭고 능숙하게 흘러가 정신, 신경, 감각기관과 신체에 유익한 영향을 발휘한다. 이는 직관력과 영원한 세계로 가는 문을 열어주며, 마음은 평온해지고 안정된다.

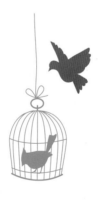

2부

호흡 기술

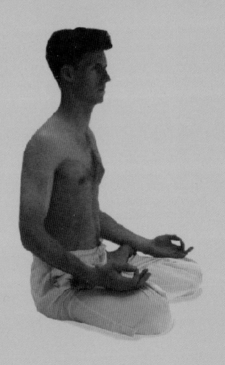

카팔라바띠(Kapalabhati)

정화 호흡 운동(Cleansing breathing exercise)

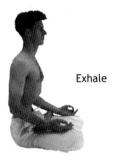

Exhale

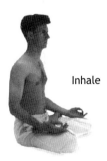

Inhale

산스크리트어로 카팔라(Kapala)는 두개골, 바띠(bhati)는 빛난다는 뜻이다. 카팔라바띠를 정기적으로 수행하면 우리 몸의 전체 시스템이 정화되어 두개골과 얼굴은 건강함과 내부의 광채로 인해 환하게 빛이 나게 된다.

카팔라바띠 호흡법은 기술적으로는 요가의 6가지 정화 방법인 샤드 크리야스(Shard Kriyas) 중의 하나이다.

자세 만들기

허리를 세우고 가부좌 자세로 앉는다.

1. 복부를 재빨리 끌어당겨 복부 근육을 수축시키면서 코로
   숨을 내쉰다. 횡경막은 수축되고 흉강 쪽으로 끌어올려
   지면서 폐 밖으로 공기를 밀어낸다.

2. 횡경막은 복강으로 내리면서 복부 근육의 긴장을 풀어
   준다. 이때 폐는 자동적으로 확장되고 공기로 부풀어 오
   른다. 카팔라바띠 호흡이 제대로 가능해지면 내쉬는 숨
   의 길이는 들이마시는 숨의 1/4로 진행한다. 한 라운드
   를 완성할 때까지 소극적인 들숨과 갑작스러운 날숨을
   계속해서 서로 뒤따르도록 해준다.

초급자는 한 라운드에 20~30회 정도의 펌핑을 하는 것으로
시작한다. 점차 한 라운드에 50~100회 정도의 펌핑을 하는
것으로 늘려나가며 5라운드를 실시한다. 반드시 얼굴은 편
안하게 긴장감을 풀어주고 등과 어깨는 숨을 따라서 움직이
지 않는다.

효과

신체적 효과

- 비강, 기관지, 폐 그리고 전체 호흡기 계통을 정화시켜 준다.

- 폐활량을 늘려주고 늑간근을 강화시켜준다.

- 부비강을 비워주고 축적된 과잉 점액을 제거하는 데 도움이 된다.

- 기관지 경련을 일으키는 기관지 막힘이 제거되고 결과적으로 일정 시간이 지나면 천식이 완화되고 치유된다.

- 폐가 정화되면서 과잉 이산화탄소가 제거된다. 이것은 적혈구가 더 많은 산소를 흡수할 수 있게 도와 혈액의 영양분을 증대시킨다.

- 혈액이 정화되고 혈색소의 기능이 증대되어 몸의 모든 세포에 충분한 산소를 공급하게 된다.

- 카팔라바띠 호흡을 통해 복부를 수축함으로써 간, 자라, 췌장, 위, 심장이 마사지되어 활성화된다.

- 복부 근육이 강화되어 소화력이 증대된다.

- 정기적으로 카팔라바띠를 수행하는 사람들은 활력이 넘

치고 건강이 증대됨을 느낄 수 있을 것이다.

> ❗ 천식 발작이 진행 중일 때는 카팔라바띠 호흡을 해서는 안 된다.

정신적 효과

• 정신적으로 생기를 되찾아주고 활력을 불어넣어 준다.

• 두뇌에 산소 공급을 증대시켜 줌으로써 민첩성을 길러 준다.

• 상쾌한 기분을 느끼게 해준다.

• 프라나의 에너지를 활성화시킨다.

• 태양신경총 부위에 저장된 프라나의 공급을 증대시 킨다.

잘못된 방법

1. 많은 사람들이 횡경막을 반대 방향으로 움직이거나 숨을 들이마실 때 복부 근육을 수축시킨다.
2. 숨을 내쉴 때 공기를 내뱉기 위해 어깨를 움츠린다.
3. 코로 공기를 강제로 내보내기 위해 얼굴 근육을 일그러 뜨린다.
4. 숨을 내쉴 때 등을 움직이고 가슴을 아래로 떨어뜨린다.

아눌로마 빌로마(Anuloma Vilorma)

교호 호흡(Alternate nostril breathing)

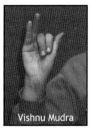

Vishnu Mudra

비슈누 무드라

1. Inhale "4"

2. Retain "16"

3. Exhale "8"

4. Inhale "4"

5. Retain "16"

6. Exhale "8"

"프라나야마는 정신과 신체의 수련 사이의 연결고리이다. 움직임이 육체적인데 반해 그 효과는 정신을 침착하고 명료하고 안정되게 해 준다."

– 스미와 비슈누 데바난다(Swami Vishnu-devananda)

준비 자세

❶ 오른손을 올리고 검지와 중지 손가락을 접어 비수누 무드라(Vishnu Mudra)를 만들어준다.

❷ 엄지손가락으로 오른쪽 콧구멍을 막고 왼쪽 콧구멍으로
는 남아 있는 숨을 완전히 내쉰다.

호흡 방법

❶ 오른쪽 콧구멍을 막은 상태에서 4카운트를 세는 동안
왼쪽 콧구멍으로 숨을 들이마신다.

❷ 끝 쪽 두 개의 손가락으로 왼쪽 콧구멍을 막아서 양쪽
콧구멍을 닫아주고 16카운트를 세는 동안 숨을 참는다.

❸ 오른쪽 콧구멍을 열고 8카운트를 세는 동안 숨을 완전
히 내쉰다.

❹ 오른쪽 콧구멍으로 4카운트를 세는 동안 숨을 가득 들
이마신다.

❺ 양쪽 콧구멍을 다 막고 16카운트를 세는 동안 숨을 참
는다.

❻ 왼쪽 콧구멍을 열고 8카운트를 세는 동안 숨을 완전히
내쉰다.

이것이 한 라운드이다. 최소한 10라운드를 매일 수련해야

한다. 좀 더 익숙해지면 카운트를 세는 숫자를 늘려 가는데 이때 반드시 1-4-2의 비율을 지키도록 한다.

즉, 들이마시는 숨을 기준으로 숨을 참을 때는 이것의 4배, 숨을 내쉴 때는 2배의 길이로 해야 한다는 뜻이다.

이 비율을 절대로 바꾸면 안 된다. 아눌로마 빌로마의 라운드 횟수는 늘려가도 좋다.

효과

신체적 효과

- 폐와 전체 호흡기 계통을 정화하고 강화시켜준다.

- 몸의 전체 시스템의 조화를 이루게 해준다.

- 아눌로마 빌로마 호흡을 유지하는 동안 폐에서는 최대 비율의 기체 교환이 일어난다. 압력이 중대됨으로써 더 많은 산소가 폐에서 혈액으로 전달되고 또한 숨을 내쉬는 동안 더 많은 이산화탄소(다른 부산물들 포함)가 혈액에서 폐로 전해져 배출된다.

- 내쉬는 숨이 마시는 숨의 2배이기 때문에 오래된 공기

와 노폐물이 폐로부터 충분히 빠져나가게 된다.

• 동화작용과 이화작용이 균형을 이룬다.

정신적/심리적 효과

"호흡이 산만해지면, 즉 호흡이 고르지 못하고 불규칙적일 때 정신 또한 불안정하다. 그러나 호흡이 잔잔해지면 마음도 그러하다"

– 하타요가 프라디피카(Hatha Yoga Pradipika)

• 아눌로마 빌로마는 마음을 진정시켜주고 의식을 명료하고 안정적으로 만들어준다.

• 아눌로마 빌로마의 수련은 *나디(Nadis)를 정화시켜준다. 프라나야마(Pranayama)로 가기에 앞서 아눌로마 빌로마를 정기적으로 수련하고 마스터해야 한다.

• 활력 에너지인 프라나가 저장되고 통제된다.

• 나디가 정화된다.

나디 : 텅 빈 줄기, 흐름의 의미로 사용되며 몸속에 에너지가 흐르는 길을 의미한다.

- 몸을 가볍게 해주고 두 눈을 밝게 해준다.

- 정신적 시스템의 균형을 잡아준다.

잘못된 방법

1. 잘못된 손가락을 사용한다.
2. 등이 펴지지 않고 머리가 아래로 쳐져 있다.
3. 숨을 내쉴 때 가슴이 움츠러든다.
4. 호흡이 부드럽지 못하다.

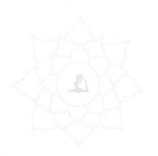

3부

태양 인사 체조

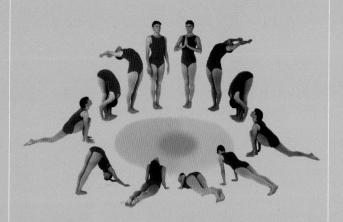

수리야 나마스카(Surya Namaskar)

태양 인사 체조(The Sun Salutation)

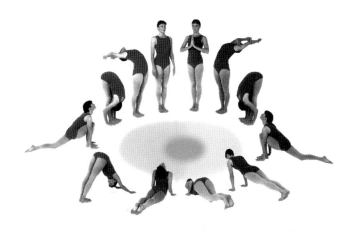

이 자세는 다른 아사나를 시작하기 전에 수행되어야 하는 워밍 업 동작이다. 다양하게 척추를 움직여주는 12가지 자세들로 구성되어 있다. 척추와 팔, 다리의 유연성을 길러주며 특히 뻣뻣한 사람들에게는 잃어버린 유연성을 되찾아주는 매우 요긴한 동작이다. 또한 호흡을 통제할 수 있도록 도와주며 마음에 초점을 맞출 수 있게 도와준다.

시작 자세

두 발을 모으고 똑바로 서서 양손을 양옆에 내려놓고 숨을 크게 들이마신다.

포지션 ❶

숨을 내쉬고 양손은 가슴 앞 중앙에서 기도 자세로 손을 모은다.

포지션 ❷

숨을 들이마시고 양팔을 머리 위로 뻗고 허리를 뒤로 젖혀준다.

포지션 ❸

숨을 내쉬고 앞으로 깊이 숙인다. 양손은 양발 옆 바닥에 내려놓는다. 손가락과 발가락 끝이 일직선상에 놓이도록 하고 머리를 무릎 쪽으로 가져온다.

포지션 ❹

숨을 들이마시고 오른발을 최대한 뒤로 멀리 뻗어 무릎을 바닥에 내리고 고개를 위로 들어올려 충분히 이완시킨다.

포지션 ❺

숨을 참으며 왼발을 뒤로 멀리 보내서 양발을 모아주고 몸 전체가 머리에서 발뒤꿈치까지 일직선상에 놓이도록 한다.(푸시업 자세)

포지션 ❻

숨을 내쉬며 무릎을 바닥에 내리고 가슴은 양손 사이 바닥으로 내려주고 이마 혹은 턱을 바닥으로 내린다.

포지션 ❼

숨을 들이마시고 몸을 앞으로 미끄러지듯이 밀어 올려 뒤로 젖혀준다. 양발과 엉덩이는 바닥에 내린 상태를 유지한다. (코브라 자세)

포지션 ❽

숨을 내쉬며 엉덩이를 들어 올리고 머리는 양팔 사이로 내린다. 발뒤꿈치는 바닥으로 끌어내린다.(역 V 자세)

포지션 ❾

숨을 들이마시고 양손 사이로 오른발을 가져와 손가락과 발가락이 일직선상에 놓이도록 하고 왼쪽 무릎을 바닥에 내리고 머리를 위로 들어올린다.(포지션 4와 같다.)

포지션 ❿

숨을 내쉬고 왼쪽 다리를 오른쪽 다리 옆으로 가져와 엉덩이는 최대한 위로 올린상태로 이마를 무릎 쪽으로 가져온다.(포지션 3과 같다.)

포지션 ⓫

숨을 들이마시고 상체를 위로 일으키면서 양팔은 머리위로 뻗고 몸을 뒤로 젖힌다.(포지션 2와 같다.)

포지션 ⓬

숨을 내쉬고 양팔을 양 옆에 내리고 긴장을 풀어준다.(시작 자세와 같다.)

4부

기본 12단계 아사나

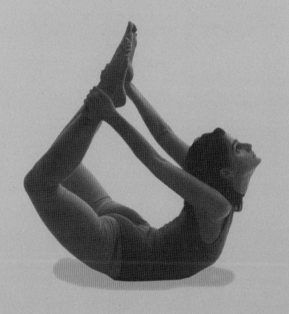

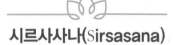

시르사사나(Sirsasana)

머리서기(The Headstand)

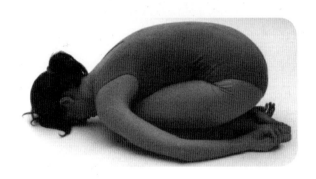

머리서기 자세는 프라나야마(호흡법)와 태양 예배 자세(웜업 동작)가 끝나고 난 후 사바난다 요가의 12가지 기본 아사나 중 제일 먼저 수행한다.

요가에는 약 84,000개의 아사나들이 있는데 머리서기는 그 중의 "왕"이라고 알려져 있다.

시작 자세 : 차일드 포즈(Child's Pose)

이마를 바닥에 대고 무릎을 꿇고 앉는다. 양손은 손바닥이 위를 향하도록 하여 양발 옆에 내려놓고 잠시 동안 휴식하면서 머리서기 자세를 마음속으로 준비한다.

돌핀 자세(Dolphin) – 준비 자세

- 무릎을 꿇고 앉아서 양손으로 반대편 팔꿈치를 감싸 안는다.
- 팔꿈치를 바닥에 내려놓고 양손 깍지 낀 손으로 바닥에 삼각형을 만든다.
- 무릎을 피면서 엉덩이를 들어 올리고 발뒤꿈치를 바닥에서 떼어 들어준다.
- 고개를 들어 올린 채로 몸을 앞뒤로 움직여 턱을 양손 앞쪽으로 밀었다가 그다음에 몸을 가능한 뒤쪽으로 끌어당긴다.
- 8~12번 정도 왔다갔다 흔들어주는 것을 한 라운드로 해서 2~3 라운드를 실시한다.
- 이때 각 라운드 사이는 차일드 포즈로 휴식을 취해준다. 돌핀 자세의 목적은 팔과 어깨를 강화하여 머리서기를 준비하기 위한 것이다.
- 머리서기가 가능해진 후에도 돌핀 자세를 계속해서 연습하는 것은 머리서기의 유지시간을 늘리는 데 도움이 된다.

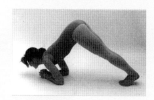 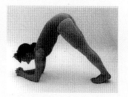

방법 – 머리서기 8단계

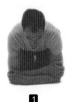 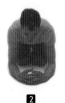 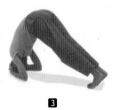

❶ 차일드 포즈에서 무릎을 모으고 엉덩이를 발뒤꿈치 위
에 올려놓은 채로 상체를 일으켜 앉는다. 양손으로 반대
쪽 팔꿈치를 잡고 양쪽 팔꿈치를 어깨 아래 바닥에 내려
놓는다.

❷ 양손을 모아 바닥에서 깍지를 껴서 양팔과 두 손이 삼각
형을 이루도록 해준다.

❸ 머리를 바닥에 내려놓고 뒤통수를 양손에 붙여준다. 엉
덩이를 올린다. 팔꿈치는 반드시 움직이지 않고 바닥에
고정시키도록 한다.

❹ 엉덩이를 들어 올리고 무릎은 편 상태
로 머리 쪽을 향해 발로 걸어온다.

❺ 무릎을 가슴 쪽으로 구부리면서 발뒤꿈치는 엉덩이 쪽으로 가져온다.

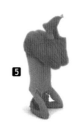

❻ 척추의 자연스러운 곡선 모양을 유지하면서 등을 바르게 펴준다. 머리서기 자세를 더 진행하기 전에 최소 30초 정도는 이 상태에서 균형을 잡을 수 있어야 한다.

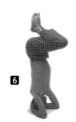

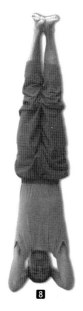

❼ 두 무릎을 모아 구부린 채로 무릎이 천장을 향할 때까지 천천히 엉덩이를 펴준다.

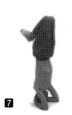

❽ 무릎을 펴준다.

자세 유지하기

15초 동안 유지하는 것으로 시작해서 점차 시간을 늘려나간다. 머리서기 자세의 최적의 유지시간은 매일 5~10분이다. 자세를 유지하는 동안 매끄럽고 리드미컬한 호흡을 해준다.

자세 풀기

❶ 무릎을 굽혀 가슴 쪽으로 끌어당긴다.

❷ 엉덩이를 구부려 양발을 바닥에 내려놓는다.

❸ 머리를 바닥에서 들어올리기 전에 차일드 포즈로 휴식한다.

사바사나(Savasan)

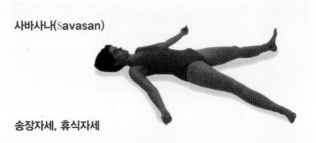

송장자세, 휴식자세

- 사바사나는 각 아사나의 전과 후에 행해진다.
- 두 발은 최소 50정도 벌린 채로 등대고 바닥에 누워서 양 팔은 밖으로 약 45도 정도 벌려 손바닥이 위를 향하도록 한다.
- 두 눈은 감는다. 처음 누웠을 때 긴장을 풀어주기 위해 어깨를 털어 준다.
- 그런 다음 목의 긴장을 풀기 위해 좌우로 머리를 한두 번 정도 천천히 돌린다.
- 다시 중앙으로 돌아와 호흡에 마음을 집중한다. 숨을 들이마실 때 복부가 확장되고 폐는 공기로 가득 채워진다.
- 숨을 내쉴 때 공기는 폐 밖으로 밀려 나가고 복부는 수축된다.
- 각 아사나 사이에 최소한 1분 동안 휴식을 취한다.

🛈 고혈압이나 녹내장을 앓고 있거나 임신 4개월 이상의 임산부, 의사로부터 머리서기를 하지 말도록 권고 받은 경우는 머리서기 자세를 하지 않는다.

효과

신체적 효과

- 역자세로 몸을 반듯하게 세워 유지함으로써 중력을 거스를 수 있게 된다. 심장은 겨우 발가락까지 도달할 수 있을 정도의 힘으로 혈액을 뿜어내도록 되어 있다. 하지만 역자세를 통해서 중력은 혈액을 다시 심장으로 되돌려보내는 데 도움이 된다.

- 정기적으로 머리서기를 수련하는 사람은 느린 호흡률과 심장 박동률을 갖는 경향이 있다. 이것은 호흡기와 순환기 계통이 튼튼하고 유연하다는 것을 나타낸다.

- 역자세는 깊은 호흡을 가능하게 하고 두뇌와 교감신경계에 충분한 산소를 공급해준다.

- 이처럼 풍부한 영양 공급의 결과로 모든 신체 기능이 정돈되고 강화된다.

- 신경질환이나 눈, 귀, 코와 목의 질환이 개선된다.

- 정체된 피가 하지(다리)로부터 사라지므로 정맥류 환자는 병이 완화됨을 느끼게 된다. 머리서기는 *신산통 (renal colicky pain)과 고질적인 변비에 좋은 치료법이기도 하다.

- 등 아랫부분의 요추와 전골부의 압력이 완화된다.

- 머리서기는 위가 처지는 것을 방지하고 천식을 예방한다.

- 머리서기는 육체와 정신에 가장 효과가 좋은 아사나 중의 하나이며 사실상 모든 질병에 있어 만병통치약과 같은 자세이다.

정신적 효과

- 기억력과 지적 능력이 증대된다.

- 집중력이 향상되어 머리서기는 학생이나 정치가, 예술가, 과학자나 작가처럼 강한 집중력을 필요로 하는 사람들에게 특히 좋다.

신산통 : 콩팥 급통증

- 시력, 청력과 같은 감각적 능력이 향상된다.
- 머리서기를 정기적으로 수련하면 신경쇠약을 거의 느끼지 못하게 될 것이다.

심리적 효과

"머리서기를 하루에 3시간동안 수련하는 사람은 시간을 정복할 수 있다"

– 요가 타트와 우파니샤드(Yoga Tatwa Upanishad)

- 중요한 에너지가 *오자스-샥티(Ojas-Shakti)로 변화되어서 뇌에 저장되기 때문에 *브라마차리아(Brahmacharya)를 계속하는 데 도움이 된다. 이것이 성의 승화이다.

오자스-샥티 : 신성한 힘 또는 권능이 있는 우주적인 에센스
브라마차리아 : 학문적으로는 범행이라 번역하며 넓게는 모든 금욕을 뜻한다.

잘못된 방법

1. 무게가 머리나 목에 실려서는 안 된다. 바른 자세를 만들기 위해서는 반드시 몸의 무게의 90% 정도가 팔꿈치에 실리도록 하며 팔꿈치는 바닥에 고정하고 옆으로 밀려 너무 벌어지지 않도록 한다. 자세를 만드는데 어려움이 있다면 돌핀 자세를 연습해준다.

2. 다리가 뒤로 처지거나 등 또한 너무 뒤쪽으로 휘어져서는 안 된다. 자세를 교정하기 위해서는 무릎을 곧게 펴고 발뒤꿈치가 천장을 향하도록 한다. 복부 근육을 타이트하게 조여준다.

잘못된 자세	바른 자세
• 뒤로 처진 다리 • 구부러진 무릎 • 과장되게 뒤로 휜 등 • 구부린 어깨	• 천장을 향한 발뒤꿈치 • 핀 무릎 • 자연스러운 등의 곡선 • 당겨진 흉곽 • 올라간 어깨

사르방가사나(Sarvangasana)

어깨서기(The Shoulderstand)

사르바(Sarva)는 산스크리트어로 모든 부분이라는 뜻이다. 그 이름처럼 사르방가사나 혹은 어깨서기는 몸 전체에 매우 유익한 자세로 알려져 있다.

스와미 시바난다(Swami Sivanada)에 따르면 요가에는 하나의 동작 그 자체만으로도 완벽한 건강을 유지할 수 있는 3개의 아사나가 있는데 그것이 바로 머리서기, 어깨서기 그리고 앞으로 숙이기 자세(Forward-Bend)이다.

다리 들어올리기

준비 자세

복부와 요추 근육을 강화시키기 위하여 아래 동작을 수행한다.

한 다리 들어올리기

등을 대고 바닥에 누워 두 발을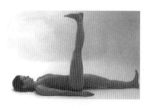
모으고, 허리를 바닥에 누르고,
턱은 가슴 쪽으로 끌어당겨 뒷
목이 바닥에 닿을 수 있도록 해

준다. 숨을 들이마시고 발가락을 머리 쪽으로 당기면서 오
른쪽 다리를 들어올린다.

숨을 내쉬며 다리를 내려준다. 왼쪽 다리도 같은 방법으로
반복한다. 다리를 교체하면서 각각 3번씩 반복한다.

각각의 다리를 3번째 올릴 때는 양손으로 다리를 잡아 머
리 쪽으로 다리를 당겨주고 그 다음 이마를 무릎 쪽으로
가져가는 동작을 추가한다.

두 다리 들어올리기

두 발을 모으고 등대고 누운 상태로 턱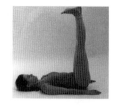
은 가슴 쪽으로 당기고 허리를 바닥에
붙인다. 숨을 들이마시고 두 다리를 동
시에 직각으로 들어올린다.

숨을 내쉬며 등이 바닥에서 뜨지 않도록 집중하면서 다리를 바닥으로 내려준다. 5번 반복하며 점차 10번으로 늘려나간다.

허리가 자꾸 뜨는 경우에는 허리가 충분히 단련될 때까지 한 다리 들어올리기만 해준다.

어깨서기(The Shoulderstand)

자세 만들기

❶ 등대고 누워 두 발은 모아준다.

❷ 숨을 들이마 시며 두 다리 를 직각으로 들어 올려준다.

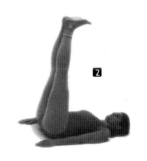

❸ 엉덩이를 바닥에서 들어올린다.

❹ 두 손으로 허리를 받쳐준다.

❺ 몸을 위로 들어 올리고 어깨

로 온전히 몸을 지탱할 수 있을 때까지 양손을 등쪽으로
내려서 받쳐준다.

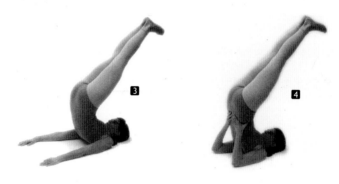

자세 유지하기

양손을 최대한 어깨 쪽으로 가깝게 당
겨 와서 몸을 더 세워준다.

이때 엄지손가락은 가슴 쪽을 향하게
하고 나머지 손가락은 척추가 있는 안
쪽으로 향하게 한다.

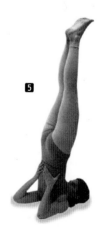

다리는 높이 들어 올린 채로 종아리
근육의 긴장을 풀고 두 발은 모으고
무릎은 펴준다. 자세를 유지하며 코로

깊이 호흡한다. 초보자는 30초 정도 자세를 유지하고 수련자들은 유지 시간을 점차 3분으로 늘려나간다.

자세 풀기

자세 만들기 과정을 반대로 해준다.

❶ 두 다리를 머리 위쪽으로 45도 정도 내려준다.

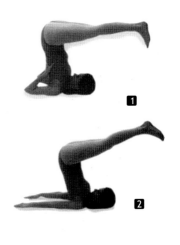

❷ 손바닥이 바닥을 향하도록 하여 두 손을 등 뒤 바닥에 내리고 바닥을 눌러 지지대 역할을 하게 한다. 이때 머리가 바닥에서 뜨지 않도록 집중한다.

❸ 척추 하나하나가 바닥에 닿는 느낌으로 천천히 몸을 펴면서 바닥으로 내려온다.

❹ 자세를 풀고 사바사나로 긴장을 풀고 휴식을 취한다.

잘못된 방법

1. 무릎이 굽혀져서는 안 된다.

2. 두 발이 벌어지거나 엉덩이가 바깥으로 빠져서도 안 된다.

3. 무게가 균등하게 분산되지 못하면 몸이 한쪽으로 기울게 된다. 몸은 긴장을 풀되 똑바로 세워줘야 한다.

잘못된 자세	바른 자세
• 벌어진 다리 • 구부러진 무릎 • 한쪽으로 기울어진 몸 • 너무 많이 벌어진 팔꿈치	• 모은 두 발 • 끌어당긴 엉덩이 • 어깨 쪽을 향해 등 아랫부분을 받쳐준 두 손 • 목 아랫부분을 눌러준 턱

효과

육체적 효과

• 턱이 목을 강하게 눌러주기 때문에 갑상선에 영향을 줘서 그 기능이 활성화된다. 갑상선은 내분비계 중 가장 중요한 분비선으로 다른 분비선들을 조절하는 역할을 한다. 이것은 후두로 앞, 목의 중앙에 위치한 나비 모양

의 분비선이다.

- 어깨서기는 갑상선에 풍부한 혈액을 공급해준다.

- 갑상선이 마사지되어 기능이 활성화된다.

- 갑상선이 신체의 신진대사와 열 발생량을 조절한다.

- 갑상선 호르몬이 성장과 발달을 조절한다.

- 갑상선이 단백질 합성 및 근육과 뼈조직의 성장을 촉진
한다.

- 심박수, 심장 수축, 혈압을 조절한다.

- 체중 문제(체중과다 혹은 미달)는 종종 갑상선 문제에서
오기도 하는데 어깨서기는 갑상선이 알맞은 수치로 기능
하는 것을 돕는다.

- 목의 아랫부분을 턱이 눌러주기 때문에 부갑상선이 자
극되어 그 기능이 조절된다.

- 부갑상선은 혈액과 조직의 칼슘 수치를 적절하게 유지
하는 데 도움을 준다.

- 혈액 응고뿐만 아니라 정상적인 골격근과 심근의 기능
이 적절한 칼슘 수치에 달려있다.

- 부갑상선 기능의 저하는 결림, 경련이나 쥐, 발작의 원

인이 되기도 한다.

- 과도한 부갑상선의 활성화는 신장병이나 뼈 질환, 근력 저하를 가져올 수도 있다.

- 혈액 공급을 척추에 집중시켜 충분한 영양을 공급하여 척추를 강하고 유연하게 만들어준다.

- 역자세는 혈액이 하지 정맥에 고이지 않게 해준다. 혈액이 정체되는 것은 모세혈관의 파열이나 순환기 계통의 약화 때문인데 어깨서기는 혈액을 재순환시켜준다. 따라서 이 자세는 하루 종일 서있어야 하는 사람들이나 혹은 정맥류의 증상이 있는 사람들에게 매우 좋다.

- 호흡 시 폐의 가장 상반부만을 제한적으로 이용하기 때문에 깊은 복식 호흡을 가능하게 한다.

- 심장에 가벼운 마사지가 된다.

- 목과 흉부를 강화한다.

- 어깨 근육과 경추 부분이 이완되어 유연해진다.

- 젊음과 매끈한 피부를 유지하는 데 도움이 된다.

정신적 효과

- 정신적 나태함을 완화한다.

- 불면증과 우울함 치유에도 도움이 된다.

영적인 효과

- 목에 위치한 *비슈타 챠크라(Vishuddha Chakra)에 집 중하게 된다.

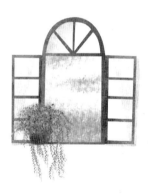

비슈타 챠크라 : 목구멍에 위치한 차크라로 목 신경계를 관리한다.

할라사나(Halasana)

쟁기 자세(The Plough)

쟁기 자세는 어깨서기의 다음에 오는 아사나로 어깨서기와 비슷하지만 더욱 강력한 효과가 있다.

준비 자세

어깨서기 자세에서 숨을 내쉬며 한 발을 머리 뒤 바닥으로 내리고 숨을 들이마시며 다시 다리를 들어올린다. 다른 한 발도 마찬가지로 반복한다.

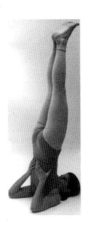 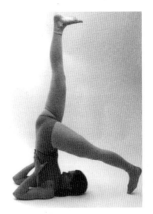

자세 만들기

❶ 시작 자세는 어깨서기이다.

❷ 두 발을 머리 뒤 바닥으로 내려준다.

❸ 발가락이 바닥에 닿으면 손바닥이 바
   닥을 향하도록 하여 양손을 나란히 평
   행하도록 바닥에 내려놓는다. 발가락
   이 바닥에 닿지 않는 사람들은 등 근육
   에 무리를 주지 않기 위해
   양손을 그대로 등에 대고 있
   는다.

자세 유지하기

무릎은 핀 상태로 발뒤꿈치는 바닥으로 늘려주고 발가락은
머리 쪽을 향해 끌어당긴다.

30초 동안 자세를 유지하고 점차 2분으로 늘려나간다.

자세 풀기

양손을 등 뒤 바닥에 내려놓고 두 발을 바닥에서 떼어 머리
뒤쪽으로 올린다. 양손을 브레이크로 사용하면서 천천히 몸
을 펴 자세를 풀어준다. 머리는 바닥에서 뜨지 않도록 하면
서 척추 하나하나를 바닥에 내리는 느낌으로 실시한다. 완
전히 바닥으로 내려오면 잠시 휴식한 다음 브리지 자세로
들어간다.

중급자 / 고급자

양쪽 무릎을 굽히고 브리지 자세로 넘어간다.

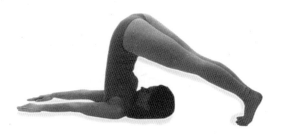

효과

쟁기 자세는 척추 전체를 늘려 앞으로 굽히는 동작이지만
주요 쟁점은 경추 부위에 있다.

신체적 효과

• 척추의 모든 부분이 이완되고 목과 척추의 유연성이 증
  대되며 척수 신경에 영양이 공급된다.

• 경추 부분의 긴장이 완화된다.

• 등, 어깨 팔 근육이 강화된다.

• 내부 장기들이 마사지되어 소화불량과 변비가 개선
  된다.

정신/영적 효과

• 불면증이 해소되며, 프라나가 목과 척추의 상단부에
  집중된다.

세투반다사나(Sethubandasana)

브리지(The Bridge)

브리지 자세는 쟁기 자세가 끝난 후 흉부와 요추 부위를
위한 대응 자세로서 바로 실행한다. 브리지는 어깨서기와
쟁기 자세를 완성시키고 그 효과를 증대시켜 준다.

자세 만들기

❶ 어깨서기와 쟁기 자세를 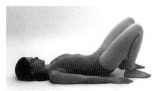 마친 후 등 대고 휴식을 취한 다음 무릎을 접어 두 발을 조금 벌린 상태로 발바닥을 바닥에 내려놓는다.

❷ 엉덩이를 들어 올리고 양손은 어깨서기를 했을 때와 같은 방법으로(엄지는 몸을 감싸 가슴 쪽을 향해 올라가고 나머지 손가락은 몸의 중앙 척추를 향해 뻗기) 등을 받쳐준다. 머리와 어깨는 바닥에서 떨어지지 않게 유지하고 가능한 높이 엉덩이를 들어 올리고 등의 상단부도 자연스럽게 휘어지도록 한다. 30초 동안 자세를 유지하고 손을 풀어준 뒤 등을 내려 휴식 자세로 돌아온다.

❶ 쟁기 자세에서 어깨서기로 돌아온다.

❷ 양쪽 무릎을 구부리고 한쪽 다리를 먼저 바닥으로 내리

고 다른 한쪽 발은 동시에 등 뒤 바닥으로 내려준다. 양
손의 위치는 바꾸지 말고 그대로 유지한다. 한 다리를
먼저 내리면서 나머지 다리도 등 뒤 바닥으로 하나씩 따
라 내려준다.

❸ 양손은 어깨서기를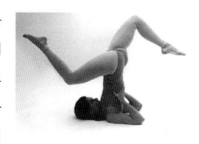
했을 때와 같은 자세
로 등을 받친 상태로
둔다. 양 발바닥은
바닥에 붙이고 머리

와 어깨도 바닥에 내려놓은 상태로 30초간 자세를 유지
하고 점차 1분으로 늘려간다.

❹ 숨을 깊이 들이마시며 한 다리씩 차올려 나머지 다리도
따라 올라오게 해서 어깨서기로 돌아간다. 두 다리를 머
리 쪽으로 반쯤 내려 천천히 바닥으로 내려오며 자세를
풀어준다.

> ❗ 브리지 할 때 발과 다리, 무릎이 평행한 상태로 유지되어야 하며 엉덩이는 최대한 높이 들어올린다. 발끝이나 무릎이 바깥쪽으로 벌어져서도 안 된다.

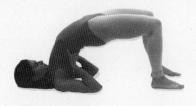

효과

- 브리지는 어깨서기로 이완된 부분들을 반대 방향으로 늘려준다.

- 경추 부분의 목 압력이 완화된다.

- 복부와 요추 근육이 강화된다.

- 척추와 손목의 유연성이 증진된다.

- 간과 지라의 기능이 조절되어 지방 소화 능력이 증대되고, 호르몬과 약물, 독성은 비활성화 된다.

- 혈장의 단백질 생성, 포도당의 저장 및 생성, 혈당의 항상성(생체의 균형 상태를 유지하는 것)을 조절, 적혈구를 효율적으로 생산, 저장하는 능력이 강화된다.

잘못된 자세

1. 엄지는 가슴 쪽을, 나머지 네 손가락은 척추를 향해 있는 양손의 위치를 바꾸지 말아야 한다. 엄지를 뺄 수도 있어서 매우 위험하다.

2. 어깨를 바닥에서 올리는 것을 삼가 하라.

3. 준비되지 않은 상태에서 초급자가 중급자의 변형 자세를 시도할 때 많은 사람들이 두 발을 같이 움직이면서 무릎이 바깥쪽으로 벌어지는데 이는 잘못된 자세이다.

4. 엉덩이를 내리지 말고 두 발을 몸에서 멀리 떨어뜨리지 마라.

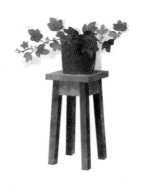

마치야사나(Matsyasana)

물고기 자세(The Fish)

이 아사나는 물에 뜨는 것을 가능하게 해주므로 물고기 자세 혹은 마치야 사나라고 불린다. 어깨서기의 대응 자세로서 경추와 흉부, 요추를 이완시켜주는 뒤로 젖히는 자세이다. 최대의 효과를 얻기 위해서는 물고기 자세는 어깨서기 바로 다음에 실행되어야 한다. 어깨서기로 인해 발생할지도 모르는 충혈이나 경련을 완화시킨다.

자세 만들기

❶ 두 발은 모으고 등을 대고 바닥에 눕는다.

❷ 손바닥이 바닥을 향하도록 하여 두 손을 허벅지 바로 아래에 깔아준다.

❸ 팔꿈치를 밀어 올리면서 가슴을 들어 올려 상체를 반 정도 일으킨다.

❹ 머리를 뒤로 떨어뜨리고 정수리 부분이 바닥에 닿도록 한다. 머리가 바닥에 닿아 있지만 몸의 무게는 팔꿈치로 지탱한다. 가능하다면 양손을 무릎 쪽으로 밀어 내린다.

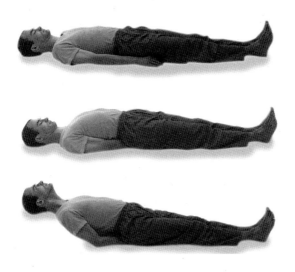

자세 유지하기

팔꿈치를 밀어내면서 가슴을 최대한 높이 들어 올리고 깊이 호흡한다. 숨을 들이마실 때마다 흉곽을 확장시킨다. 물고기 자세는 보통 어깨서기 길이의 반 정도 유지한다.(예를 들어 어깨서기를 3분 유지했다면 물고기 자세는 1분 30초 유지한다.)

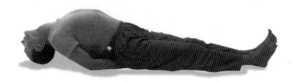

자세 풀기

머리를 가볍게 조금 들어 올리고 등을 펴면서 머리와 어깨
를 바닥에 내려놓는다. 송장 자세로 휴식을 취한다.

잘못된 자세

물고기 자세에서는 절대 프라나야마를 하지 않아야 한다. 호흡은 깊
게 하되 부드럽고 조용히 유지한다.

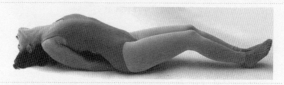

한쪽으로 비틀어진 몸 / 손에서 떨어진 상태의 엉덩이 / 구부린
무릎

효과

신체적 효과

- 경추 흉부, 요추의 결림을 제거해주고 이 부분들에 혈액 공급을 증가시킨다.

- 어깨와 목이 자연스럽게 마사지된다.

- 굽은 어깨가 교정된다.

- 물고기 자세에서 가슴이 넓게 확장되므로 깊은 호흡이 쉽게 연습된다. 이것은 폐활량을 증가시키고 기관지의 경련 및 천식을 완화시켜 준다.

- 경추와 등의 상단부 신경에 영양이 공급되고 혈액 공급이 증가된다.

- 몸의 에너지가 부갑상선에 집중된다. 이것들은 목 안의 갑상선 조직 안에 박혀 있는 4개의 작은 내분비선이다. 부갑상선의 기능은 혈액 속의 칼슘 수치와 몸에 의한 흡수를 조절하는 것이다. 이것은 심장을 포함한 모든 근육의 수축, 혈액 응고, 뼈의 내구력과 가소성의 취성, 충치 예방에 관하여 매우 중요하다.

- 뇌에 위치한 뇌하수체와 송과샘이 자극되고 활성화된다. 뇌하수체는 다른 모든 내분비샘의 분비를 조절하기 때문에 중요하게 여겨진다. 그러나 이 부분샘은 뇌에 의해서 통제되고 신체의 호르몬 활동상에서 중추신경계의 효과를 꾀한다.

정신적 효과

- 기분, 감정과 스트레스가 조절된다.

영적 효과

- 증가한 프라나가 목과 어깨 부위로 전해진다.
- 연화좌(결가부좌)에서 물고기 자세를 취하면 하지(다리)를 통한 프라나의 손실을 막아줄 수 있다.

파스치모타나사나
(Paschimothanasana)

Head-Knee pose

목에서 발뒤꿈치에 이르기까지 몸의 뒷부분 전체를 늘려주는 포괄적인 자세이다. 산스크리트어로 파스치는 서쪽이라는 뜻으로 우리 몸의 뒷부분을 은유한다.

준비 자세

등대고 바닥에 누운 송장 자세에서 두 발을 모으고 두 팔은 귀와 평행하게 위로 들어올린다. 먼저 오른쪽 옆면을 늘려주고 그 다음엔 왼쪽을 늘려주며 마지막으로 양쪽을 다 늘려주면서 몸을 최대한 길게 뻗어준다. 몸을 풀고 일어나 앉는다.

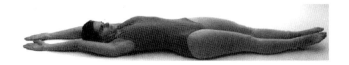

자세 만들기

❶ 두 다리를 쭉 뻗은 상태에서 발
가락은 몸 쪽으로 당겨준다. 숨
을 들이마시고 양팔은 머리위로
쭉 뻗어준다.

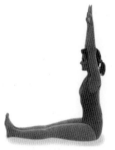

❷ 몸을 쭉 뻗은 상태를 유지하면
서 엉덩이를 앞으로 숙여준다.
숨을 내쉬며 손이 발가락에 닿
을 때까지 앞으로 깊이 숙여
준다.

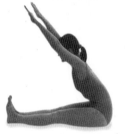

❸ 최대한 등을 바로 펴준 상태에서
양손으로 발가락을 잡아준다.
손이 발가락에 닿을 수 없다면
발목이나 정강이를 잡는다.

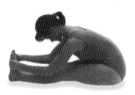

❹ 가슴을 가능한 허벅지에 가깝게 붙여준다. 무릎은 편 상
태로 하고, 두 발은 모은 상태를 유지한다. 양발과 다리
가 바깥쪽으로 벌어지지 않도록 하며 발가락을 머리 쪽
으로 끌어 당겨준다.

자세 유지하기

자세를 30초 동안 유지하면서 3~4번 반복한다.

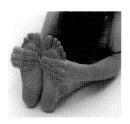 몸을 올리고 내리는 것보다는 길게 자세를 유지하는 것이 좋다. 점차 유지 시간을 늘려가는데 최적의 유지 시간은 약 5분이다.

자세를 유지하는 동안 깊은 호흡을 한다. 마치 엉덩이로 숨을 불어넣으며 매번 내쉬는 숨에 허리 아래쪽의 긴장을 조금씩 뱉어낸다고 상상해도 좋다.

긴장이 완화되면 몸이 바닥으로 가라앉는 느낌을 받을 것이다. 계속해서 허벅지와 종아리 근육의 긴장을 풀어준다.

반동을 주거나 몸을 강제로 아래로 누르지 않는다.

자세 풀기

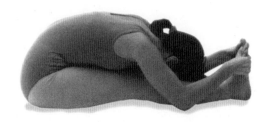

숨을 들이마시고 양손을 천장을 향해 올리며 시작 자세로 몸을 뻗어 일으킨다. 양팔의 긴장을 풀고 대응 자세로 들어간다.

- 하타 요가의 고급 수련을 위한 대표적인 가이드로 일컬어지는 하타 요가 프라디피카(Hata Yoga Pradipika)에서는 파스치모타나사나를 두고, 이 가장 훌륭한 아사나는 호흡이 *슈슘나(Sushumna)를 타고 흐르게 만들어주며 위의 열을 불러일으켜 허리를 날씬하게 하고 모든 질병을 제거한다고 말하고 있다.

슈슘나 : 척추 안의 신경을 통해 흐르는 에너지 통로 동의의 경락에 대응되는 개념이다.

- 파스치모타나는 특히 비만이나 비대해진 지라(비장)와 간에 좋다.

- 모든 복부 내장에 강한 마사지와 자극이 된다. 모든 소화기관들이 자극받고 소화열이 증대된다.

- 앞으로 굽히기 동작은 모든 내부 장기들에 활력을 불어넣어주고 따라서 지방이 감소한다.

- 복강 내의 신장, 간, 췌장과 다른 장기들이 마사지된다.

- 당질대사와 혈당수치를 조절하는 췌장의 기능을 활성하기 때문에 저혈당증을 가진 당뇨 환자에게 매우 중요한 아사나이다.

- 창자가 조절되어 장의 연동운동이 증대된다. 따라서 변비와 소화관의 다른 문제들이 개선된다.

- 신경계 전체에 활력을 준다.

- 관절이 유연해지고 척추가 유연해져 건강한 젊음이 지속된다.

- 몸 위 뒤쪽을 충분히 늘려준다.

대응 자세 – 인클라인드 플레인(Inclined Plane)

1. 두 다리를 뻗고 바르게 앉아서 손가락이 뒤쪽을 향하도록 두 손을 뒤로 돌려 바닥에 내려놓는다.
2. 머리를 뒤로 젖히고 입은 다문 채로 견갑골을 모아준다.
3. 엉덩이를 최대한 높이 들어 올리고 두 발은 모은 채로 발바닥을 바닥에 내려놓는다. 발이 바깥으로 벌어지지 않도록 하며 무릎은 펴준다. 초급 자들은 10초 동안 자세를 유지하고 중급자 이상은 유지 시간을 점차 1분으로 늘려준다.
4. 자세를 풀어 바닥에 앉고 손목을 털어준다.
5. 양팔을 앞으로 쭉 뻗어 천천히 상체를 뒤로 내려주고 송장 자세로 휴식을 취한다.

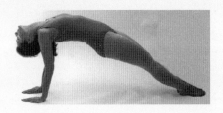

부장가사나(Bhujangasana)

코브라 자세(The Cobra)

부장가(Bhujanga)는 산스크리트어로 코브라를 의미한다. 이 아사나가 완성되면 마치 코브라가 머리 부분을 들어 올린 모습과 닮아있기 때문에 코브라라고 불린다.

준비 자세

배를 바닥에 대고 엎드린 자세로 휴식을 취한다. 한 손을 다른 한 손 위에 가져와 팔베개를 만들어 한쪽으로 머리를 돌려 손 위에 뺨을 올려놓고 휴식한다. 발끝은 모아주고 발뒤꿈치는 떨어뜨린다. 코브라 자세를 시작하기 전에 최소 1분 정도는 이 자세로 휴식한다. 코브라 자세와 마찬가지로 이 자세에서도 깊은 복식 호흡을 유지한다. 긴장도 풀어준다.

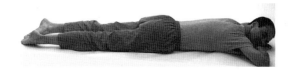

자세 만들기

❶ 두 발은 모으고 이마를 바닥에 내리고 양손은 양쪽 어깨 바로 아래에 손바닥을 내려놓는다. 손끝은 어깨의 가장 윗부분과 같은 선상에 있게 하고 팔꿈치는 바닥으로 살짝 내려준다.

❷ 숨을 들이마시고 먼저 이마를 들어 올리며 코를 바닥에 가져온다.

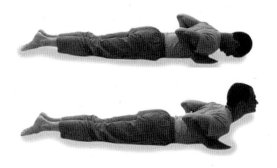

❸ 그런 다음 턱으로 바닥을 스치듯 코를 들어올린다.

❹ 턱을 앞으로 밀면서 천천히 상체를 일으켜 뒤로 젖히고 복부는 그대로 바닥에 댄 채로 유지한다. 이때 뱀의 부드럽고 우아한 움직임을 상상하면서 천천히 척추를 하나하나씩 밀어 올리며 뒤로 늘려준다.

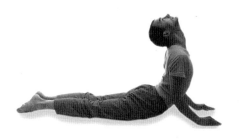

자세 유지하기

가슴을 앞으로 밀어서 머리와 어깨가 뒤로 휘어지도록 한다. 팔꿈치는 구부린 채로 어깨는 앞으로 구부리지 않고 반드시 뒤로 활짝 열어주고 귀와 최대한 멀어지도록 바닥으로 내려준다. 초급자들은 10초 동안 자세를 유지하고 중급자 이상은 점차 유지 시간을 1분으로 늘려나간다.

자세 풀기

깊이 숨을 들이마시고 마지막까지 머리는 뒤로 젖힌 채 유지하고 숨을 내쉬며 천천히 코브라 자세를 풀어준다. 턱이 바닥에 내려오면 코와 이마를 순서대로 바닥으로 내리며 3~6번 코브라 자세를 반복한다.

❗ 임산부는 절대 하지 말 것.

효과

"이 자세는 항상 체온을 올려주고 모든 질병을 파괴하며, 코브라 자세를 수행함으로써 *쿤달리니(Kundalini)가 깨어난다."

– Gerunda Samhita

- 부장가사나는 강력한 활력소이며 특히 여성에게 유용하다.

- 척추를 뒤로 젖혀 뒷면에 *곡률을 준다.

- 흉부가 이완되고 흉곽이 확장된다. 따라서 이 자세는 천식과 그 외 호흡기 질환을 예방하는 데 효과가 있다.

- 등 근육의 안과 겉 부분들이 마사지 되어 탄력적이 되고 충분히 이완된다.

- 척추의 뒤쪽이 충분히 이완된다. 모든 척추들이 뒤로 젖혀져서 충분한 혈액을 공급받는다. 척추신경과 근육이 활력을 되찾는다.

쿤달리니 : 척추 아래 끝에 잠재된 채 비활성화 상태로 있는 원초적인 에너지이다.

곡률 : 곡선 또는 곡면의 휨 정도.

- 척추가 유연해지고 척추 만곡이 완화된다.

- 굽은 등, 요통, 등통, 등 근육통이 완화된다.

- 복부는 바닥에 내려놓은 상태를 유지하는데, 이것은 중 복부 압력을 증가시켜 모든 복부 내장들이 활성화된다.

- 여성은 난소와 자궁이 건강해진다. 여러 자궁 난소 질 환들과 월경 질환 등을 완화해주는 강력한 활력소이다.

- 부장가사나는 체온을 높여 질병의 근원을 파괴한다.

잘못된 방법

1. 팔꿈치가 펴진다.

2. 어깨가 구부러지고 안으로 말려 있다.

3. 복부가 바닥에서 떨어져 있다.

4. 머리가 앞으로 숙여져 있다.

5. 많은 사람들은 양손이 어깨보다 앞으로 나가 있는 잘못된 자세를 시작한다.

6. 사람들이 몸을 천천히 굴리듯 집중하여 코브라 자세를 만들기보다 는 단순히 밀어내고 뒤로 젖히기만 하는 경우가 종종 있다.

잘못된 자세	바른 자세
• 앞으로 숙여진 머리 • 어깨가 굽어진 상태 • 복부가 바닥에서 떨어진 상태 • 팔꿈치가 펴진 상태	• 끌어올린 가슴 • 어깨는 뒤로 열어주고 바닥 쪽으로 내려준 상태 • 팔꿈치는 약간 굽히고 몸에 붙여준 상태 • 엉덩이를 바닥에 내린 상태
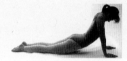	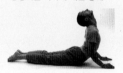

살람바사나(Salabhasana)

메뚜기 자세(The Locust)

코브라 자세가 몸의 하체를 단련시켜 주었기 때문에 메뚜기 자세는 나머지 상체를 적절하게 운동시켜주기 위함이다. 완전한 메뚜기 자세가 바르게 수행되면 그것은 정확히 어깨서기와 반대로 보인다.

준비 자세 – 반메뚜기 자세(The Half Locust)

1. 배를 바닥에 그대로 엎드려 턱은 바닥에 내려놓는다. 목을 바닥에 닿게 한다는 생각으로 턱을 최대한 앞으로 밀어낸다.

2. 양손은 주먹을 쥐어서 허벅지 아래에 내려놓고 팔꿈치를 모아서 몸의 아래에 넣어준다.

3. 숨을 들이마시며 엉덩이를 들어 올리거나 비틀지 말고 가능한 높이 오른 다리를 들어올린다. 무릎은 편다. 숨을 내쉬며 다리를 바닥으로 내려놓고 왼쪽 다리도 반복한다. 각 다리별로 2~5회 정도 반복한다. 초급자는 유지 시간을 5초로 하고 점차 15초까지 늘려 나가도록 한다.

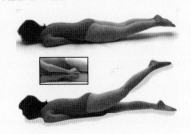

자세 만들기

주먹을 허벅지 밑에 깐 자세를 유지하며 턱을 바닥에 댄 채 앞으로 늘려주고 3번 깊은 호흡을 한다.

세 번째 호흡에 두 다리를 바닥에서 최대한 높이 들어올린다. 무릎은 편 상태를 유지하며 이때 천골부 부위가 다리를 따라서 조금 올라갈 수도 있다.

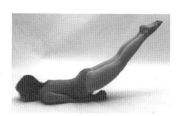

초급자들은 2~3인치 정도만 올려주고 중급자 이상은 더 높이 다리를 들어올려서 마침내는 발이 머리 위를 넘어가게 될 것이다.

초급자는 5초 동안 자세 유지하고 점차 30초로 늘려나간다. 이를 2~3번 반복한다. 자세를 풀기 위해서는 숨을 내쉬며 두 다리를 천천히 내려놓는다.

메뚜기 자세가 끝나면 엎드린 휴식 자세를 취한다.

양팔을 접어 팔베개를 만들고 한쪽 뺨을 손 위에 올려놓고 휴식한다.

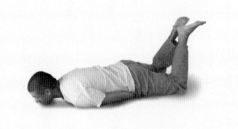

효과

- 복부 압력이 증대된다. 장의 기능이 조절되고 복벽의 저항력이 강화된다. 부진한 소화가 개선된다.

- 모든 내부 장기들이 마사지되고 특히 췌장, 간, 신장 마사지에 좋다.

- 척추의 뒷면을 늘려주고 가슴을 열어준다.

- 목과 목구멍 부분에 혈액 공급이 증대된다.

- 경추의 유연성이 촉진된다.

- 팔 상단부의 이두박근과 삼각근이 강화되고 혈액공급이 증대된다.

- 복부 및 허리 근육이 강화된다.

- 하부요통과 좌골 신경통이 사라진다.

- 등과 어깨 근육이 강화된다.

- 체온이 상승된다.

- 소화 열이 증대된다.

다뉴라사나(Dhanurasana)

활 자세(The Bow)

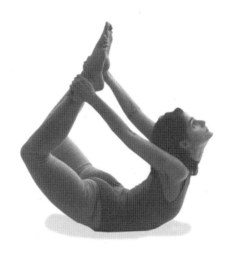

활 자세는 몸의 상하체를 동시에 들어 올리는 뒤로 젖히는 자세이다. 자세가 완성되면 몸은 활 모양으로 구부러진다. 쭉 뻗어 늘린 팔은 활 시위를 닮았다.

이 자세는 코브라와 메뚜기 자세의 결합된 효과를 준다. 이 세 가지 동작은 항상 함께 수행되어야 하며 뒤로 젖히기 동작의 중요한 세트이다.

활 자세는 쟁기 자세와 파스치모타나사나의 대응 자세이기도 하며 이 두 가지 앞으로 숙이기 자세를 보완해줄 수 있는 충분히 뒤로 젖히는 자세이다.

자세 만들기

❶ 엎드린 자세에서 이마를 바닥에 내려놓고 무릎을 구부려 양손으로 발목을 잡아준다. 무릎은 어느 정도 벌어져도 괜찮다.

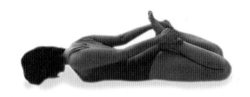

❷ 숨을 들이마시고 머리, 가슴과 허벅지를 최대한 높이 들어올린다. 팔꿈치는 편 상태로 머리를 뒤로 젖힌다. 몸 전체가 복부에 의해 의지될 것이다. 무릎을 최대한 펴주려고 노력함으로써 다리는 더 높이 올라가고 등을 충분히 휘게 해주는 효과를 얻을 수 있다. 가슴이 활짝 열리고 뒤쪽으로 충분히 이완된다.

자세 유지하기

최소 3번의 깊은 호흡을 하는 동안 자세를 유지한다. 내려왔다가 3~5번 자세를 반복한다. 마지막에는 앞뒤로 몸을 굴린다.

자세 풀기

머리, 가슴과 허벅지를 바닥에 내리고 손을 풀어주고 다리를 바닥으로 내린다. 고개를 옆으로 돌리고 손등에 뺨을 대고 휴식을 취한다.

❶ 임산부는 절대 하지 말 것.

효과

- 전체 척추에 작용하여 경추, 흉부, 요추 및 천골부를 포함한 모든 부위에 유연성을 길러준다.

- 모든 내부 장기 특히 소화기관들이 마사지되고 활성화된다. 간과 지라뿐 아니라 대장과 소장에 효과가 좋다. 또한 지방이 제거되고 복부 내장의 울혈을 완화시킨다.

- 만성변비, 소화불량. 간의 피로와 위장병 치료에 좋다.

- 췌장을 조절하는 데 도움을 주기 때문에 특히 당뇨병 환자에게 추천할 만한 자세이다.

- 복부 근육이 강화되고 특히 여성들에게 좋다.

- 흉부가 확장되어 천식 같은 호흡기 질환을 가진 사람에게 요긴하다.

- 곱사등, 다리나 무릎관절 그리고 손의 류머티즘을 개선한다.

- 등 근육에 강한 마사지가 된다.

- 쟁기 자세처럼 활 자세도 등의 유연성을 길러준다.

- 뼈의 골화 작용을 예방한다.

- 쟁기 자세와 공작 자세, 활 자세를 수련하는 사람은 절대 게을러질 수 없다. 그들은 항상 에너지와 활기, 활력이 넘친다.

잘못된 자세

1. 발등을 잡지 말고 발목을 잡아라.
2. 팽팽한 활시위처럼 팔꿈치는 펴야 한다.
3. 몸의 상체만을 들어 올리거나 뒤로 밀어내는 것이 아니라 상하체를 모두 들어 올려 곡선을 만들어줘야 한다.

4. 머리는 앞으로 내미는 것이 아니라 위로 들어 올려야 한다.

5. 몸이 한 쪽으로 비틀어지거나, 기울지 않아야 한다.

- 구부린 팔꿈치

- 아치를 만들기보다는 뒤로 제껴진 몸

- 뒤로 밀어내지 않는 발

- 끌어올리지 않은 허벅지

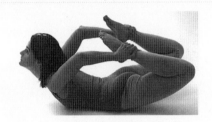

앞뒤로 흔드는 활 자세(The rocking bow)

활 자세를 유지하면서 복부를 앞뒤로 흔들어준다. 고개는 뒤로 향한 채 호흡을 이용하는데, 숨을 들이마시며 뒤로 흔들고 숨을 내쉬며 앞으로 흔든다.

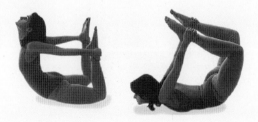

아르다마찬드라
(Ardha matsyendrasana)

척추 반비틀기(The Half Spinal Twist)

이 자세의 명칭은 하타 요가의 초대 스승 중 하나인 위대한 현자, 마찬드라(Matsyendra)의 산스크리어트 이름에서 유래했다. 척추를 앞과 뒤로 굽혀준 다음으로는 척추 반비틀기 자세로 척추와 등 근육 엉덩이를 수평으로 해서 양 옆으로 늘려준다.

준비 자세 : 차일드 포즈(Child's Pose)

무릎을 꿇고 앉아서 이마를 바닥에 대고 양손은 손바닥이 위를 향하도록 하여 발 옆 바닥에 내려놓고 휴식을 취한다.

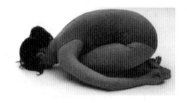

한 다리 뻗고 하는 변형 자세

자세 만들기

❶ 두 발을 모아 앞으로 쭉 뻗
   고 바르게 앉는다.

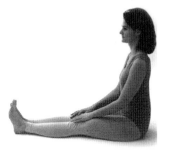

❷ 오른쪽 무릎을 구부려 발바닥을 왼쪽
   다리 바깥쪽 옆에 내려놓
   는다.

❸ 오른손을 등 뒤 바닥에 내려놓고 왼손
   을 높이 들어 올린다.

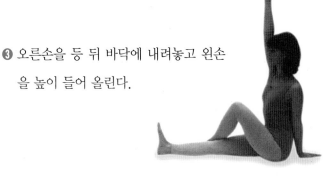

❹ 왼팔을 오른쪽 무릎 오른편으로 넘겨 오른쪽
   발목을 잡아준다. 시선은 오른쪽 어깨
   너머를 바라보며 최소 30초 동
   안 자세를 유지한다.
   중앙으로 돌아와 반
   대편도 반복한다.

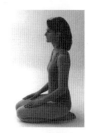

중급자

자세 만들기

❶ 무릎 꿇고 앉는다.

❷ 엉덩이를 왼쪽으로 떨어뜨린다.

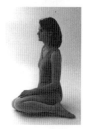

❸ 오른쪽 발바닥을 왼쪽 무릎 바깥쪽에
   내려놓는다.

❹ 오른쪽 팔을 등 뒤 바닥에 내려놓고 왼
   팔은 들어올린다.

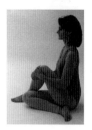

❺ 왼팔을 오른쪽 무릎의 오른편으로 넘
   겨와 오른쪽 발목을 잡아준다.

❻ 고개를 왼쪽으로 돌린다.

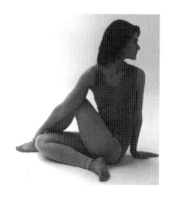
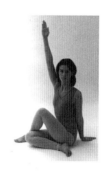

초급자들은 최소 30초 동안 자세를 유지하고 1분으로 늘려나간다. 자세를 풀고 반대편도 반복한다.

효과

신체적 효과

- 좌우의 움직임을 유도하기 때문에 척추의 유연성을 유지하는데 도움을 준다. 각각이 척추가 양방향으로 이완된다.

- 척추에 붙어있는 인대도 이러한 움직임을 받아서 충분히 혈액을 공급받는다.

- 이 측면 늘리기는 등과 엉덩이의 요통과 등 근육 류머티즘을 완화한다. 류머티즘으로 인해 발생한 관절 안의 염증이 제거된다.

- 관절낭액이 증가되어 관절이 매우 활동적으로 된다.

- 척수신경과 교감신경계가 활성화되고 신선한 혈액을 공급받는다. 이것은 심박수와 수축력을 증가시켜주며 간에서 나온 포도당을 자극시켜주고, 땀샘을 자극하여 몸을 정화하는 효과를 준다.

- 혈액순환이 빨라져서 유산소 운동의 효과가 있다.

- 호흡이 점점 빨라진다.

- 복부 근육이 마사지된다. 대장이 특히 자극된다.

- 변비, 소화불량 기타 소화장애에 효과적이다. 소화기 내의 독소가 제거된다.

- 위액 분비를 촉진시켜 식욕과 소화력을 증진시킨다.

- 쓸개, 지라, 신장, 간, 창자에 유익하다.

정신적 효과

- 신경쇠약의 치유를 돕는다.

- 마음의 평화를 가져온다.

영적 효과

- 활기와 활력의 *프라나 샤티(Prana Shakti)를 증가시켜 결과적으로 수많은 질병을 제거한다.

- 쿤달리니(Kundalini)를 불러일으킨다.

- It makes the "moon" steady

- 몸을 정화시켜 준다.

프라나 샤티 : 권능이 있는 생명 에너지

잘못된 자세

1. 엉덩이가 바닥에서 뜬다.

2. 몸이 비틀어지는 것이 한쪽으로 기운다.

3. 한쪽 어깨가 떨어진다.

4. 한쪽 팔이 반대쪽 발목을 잡고 있는 것이 아니라 마음대로 덜렁거린다.

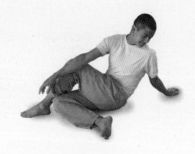

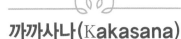

까까사나(Kakasana)

까마귀 자세(The Crow)

균형 잡는 동작들 중 가장 유익한 자세 중의 하나인 까마귀 자세는 첫눈에 보이는 것보다는 훨씬 수행하기가 쉽다.

자세 만들기

❶ 발과 무릎을 넓게 벌린 채로 쪼그리고 앉은 자세(Squat Position)를 취한다. 손가락은 활짝 펼쳐서 바닥에 손바닥을 내려놓고 손가락이 약간 안쪽을 향하도록 한다. 손은 다리 사이에 그리고 정확히 바로 어깨 아래 바닥에 위치한다.

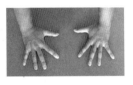

❷ 팔의 상단부로 무릎을 받쳐줄 선반을 만들면서 팔꿈치가 바

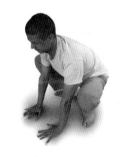

끝으로 향하도록 굽힌다. 무릎을 양쪽 팔의 상단부에 올려놓는다.

❸ 시선은 몸 앞쪽 몇 피트 앞 지점에 집중시키고 깊이 숨을 들이마시고 숨을 참는다. 무게를 손 위 앞쪽으로 이동시킨다.

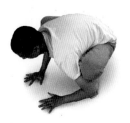

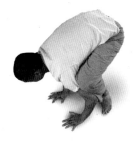

❹ 천천히 발을 바닥에 내려놓는다. 균형을 잡을 때까지는 한 발을 올리고 그 다음에 다른 쪽 발을 올려도 좋다.

자세 유지하기

자세를 유지하는 동안 호흡한다. 머리는 들어올리고 10초간 자세를 유지하고 점차 시간을 1분으로 늘려나간다.

다리를 바닥에서 들어 올리지 못하는 사람이라 하더라도 몸의 무게를 손목 쪽으로 보내주는 것만으로도 까마귀 자세의 많은 효과를 볼 수 있다. 이것을 3~4회 반복한다.

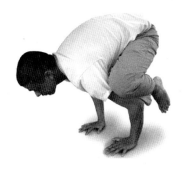

자세 풀기

발을 바닥에 내리고 손목을 털고 긴장을 풀어준다.

효과

신체적 효과

- 팔과 손목, 어깨를 강화해준다.

- 흉부가 확장되어 폐활량을 늘려준다.

- 손가락, 손목, 팔뚝의 근육이 이완된다.

정신/영적 효과

- 집중력이 향상된다.

- 신체적 정신적인 균형을 촉진시킨다.

- 무기력함이 사라진다.

마유라사나(Mayoorasana)

공작 자세(The Peacock)

자세 만들기

❶ 무릎을 넓게 벌리고 발뒤꿈치 위에 엉덩이를 올려놓고 앉는다. 양손과 팔뚝을 모으고 손바닥은 위로 향한다.

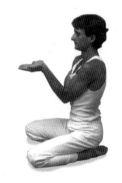

❷ 손가락이 몸 쪽을 향하도록 하여 손바닥을 바닥에 내려놓는다. 팔꿈치는 굽혀서 몸통 중앙(횡경막 부근)을 눌러준다.

❸ 머리를 바닥에 내린다.

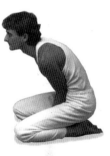

❹ 한 다리를 뒤로 뻗고 다른 한 다리는 그 옆으로 가져간다. 무게가 양손과 발가락 그리고 이마에 실려 있는 상태다.

❺ 머리를 들어 올리고 무게를 앞쪽으로 이동시킨다. 무게 중심이 이동했기 때문에 두 발이 바닥에서 떨어질 것이다.

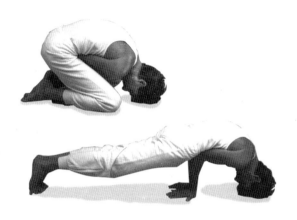

자세 유지하기

몸은 두 손 위에서 균형을 잡고 바닥과 수평인 상태이다. 10초간 자세를 유지하고 1분으로 유지 시간을 늘려나간다. 이것을 2~3번 반복한다.

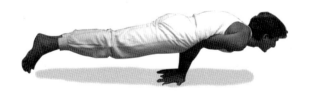

효과

"이 자세는 몸에 해로운 음식의 효과를 파괴한다 : 위에 열을 발생시켜주고 : 독약의 영향을 제거시켜주며 : Gulma와 열병 같은 질병을 쉽게 치료해준다. 이것은 매우 유용한 자세이다."

— *Gerunda Samhita*

신체적 효과

• 복부에 압력을 주기 때문에 혈액이 소화 장기들로 전달된다. 복강 내압이 증대되어 복부 내장 기능이 활성화된다.

• 간, 췌장, 위 그리고 지라가 활성된다. 신경과 근육이 신장으로 연결되고 장이 활성된다.

• 간의 피로나 간 기능 저하가 사라진다.

• 변비, 소화불량, 당뇨병을 치료하는 데 좋다.

• 가스, 담즙, 가래의 초과로 인한 모든 질병을 제거하는 데 좋다.

• 과식하거나 불규칙적으로 음식을 섭취해도 몸이 쉽게 소화할 수 있도록 도와준다.(과식과 기름기가 많은 음

식의 영향을 없애준다.)

- 팔 근육이 강화된다.

정신/영적 효과

- 집중력과 의지를 강하게 해준다.

- 신체적 정신적 균형을 잡아준다.

- 무기력함이 사라진다.

- *쿤달리니 샥티(Kundalini Shakti)가 깨어난다.

쿤달리니 샥티 : 샥티의 의미가 우주의 에너지로 쿤달리니를 신격화한 말이다.

파다하스타사나(Pada Hasthasana)

손으로 발잡기 자세(hands to feet pose)

서 있는 자세 중 하나다. 파스치모타나사나의 효과와 비슷하여 같은 이로움을 많이 얻을 수 있다.

자세 만들기

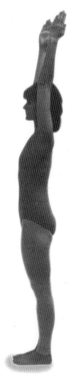

❶ 두 발을 모으고 바르게 선다.

❷ 숨을 들이마시고 두 팔을 머리 위로 올리고 팔은 곧게 편 상태로 귀 옆에 붙인다.

❸ 숨을 천천히 내쉬며 몸을 앞으로 깊이 숙여준다. 엉덩이부터 숙여주고 무릎은 편 채로 유지한다.

❹ 다리의 뒷부분을 손으로 잡고 이마를 최대한 무릎에 가깝게 가져간다.

자세 유지하기

초급자는 최소 5초 동안 이 자세를 유지하고 중급자 이상은 대략 1분 정도 이 자세를 유지할 수 있을 때까지 시간을 늘려간다. 무게 중심은 발볼에 집중시키고 엉덩이는 최대한 위로 끌어올려준다. 무릎은 편 상태를 유지한다.

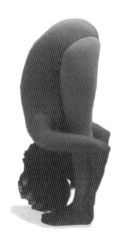

자세 풀기

숨을 들이 마시고 양팔을 멀리 밀어내며 머리 위로 올려 처음의 서 있는 자세로 돌아온다. 이 자세를 3번~4번 반복한다.

효과

신체적 효과

- 척추가 유연해지고 늘어난다.

- 관절이 유연해지고 척추는 탄력적이며 건강한 젊음을 얻게 된다.

- 신경계 전체를 활성화시킨다.

- 햄스트링(힘줄/오금줄)과 다리 뒤쪽 그리고 하반신의 다른 근육들이 이완된다.

- 몸의 뒷부분을 완전히 이완시킨다.

- 뇌에 혈액 공급이 증가된다.

- 복부 지방 조직이 사라진다.

- 이 자세는 과도한 지방을 제거하고 좋은 자세를 만들고자 하는 사람들에게 특히 적합하다.

- 다리나 대퇴부의 골절로 인한 다리가 짧아진 증상도 교정된다.

- 다리 길이에 차이가 있다면 충분히 교정될 것이다.

정신적/심리적 효과

- 무력감(타마스)이 사라져서 몸이 가벼워진다.

- *아파나 바유(Apana Vayu)의 통로가 아래로 향하는 것을 도와준다.

- *슈슘나 나디(Sushumna Nadi)가 정화되고 강화된다.

잘못된 자세

1. 무릎이 구부러진다.
2. 무게 중심이 발뒤꿈치 쪽으로 쏠려 있다.
3. 엉덩이가 뒤쪽으로 빠져 있다.
4. 머리가 다리 쪽으로 가 있기보다는 들려져 있다.
5. 등이 평평하지 않고 둥글게 말려 있다.

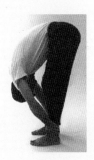

아파나 바유 : 배꼽 아래 하복부에 위치하며 배설 및 생식 기능에 관련된 기운이다.

슈슘나 나디 : 척수를 통해 흐르는 에너지 채널.

트리코나사나(Trikonasana)

삼각 자세(The Triangle)

12가지 기본 아사나의 마지막 단계이다. 84,000개의 다른 아사나가 존재하는데 더 높은 단계로 가기 전에 이 기본 아사나들을 먼저 마스터할 것을 권장한다.

자세 만들기

❶ 바르게 선다.

❷ 두 발을 어깨 너비보다 조금 더 넓게 벌려준다.

❸ 숨을 들이마시고 오른팔을 위로 뻗어 올려 오른쪽 귀와 평행하도록 한다.

❹ 팔은 반드시 곧게 펴준다. 마치 팔이 허리에서 뽑아져 나올 것처럼 오른쪽 전체가 늘어남을 느끼도록 한다.

❺ 팔을 밀어 올리는 힘을 유지하면서 숨을 내쉬고 왼쪽으로 몸을 기울인다.

❻ 왼팔은 왼다리 쪽으로 내린다. 몸이 비틀어지지 않도록 한다.

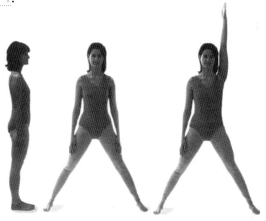

자세 유지하기

무릎과 팔은 펴준 상태를 유지한다. 내려간 팔에는 무게를 싣지 않는다. 30초간 자세를 유지하고 점차 2분 정도로 늘려가도록 한다. 이 자세를 3번~4번 반복한다.

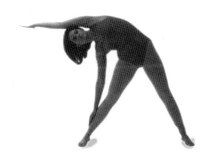

자세 풀기

숨을 들이마시며 서 있는 자세로 돌아와 반대쪽으로도 진행한다.

효과

- 척수 신경과 복부 장기들을 활성화한다.

- 소화관의 연동운동을 증가시킨다.

- 측면을 늘리는 것은 척추 양쪽의 근육을 스트레칭 해준다. 이 자세는 척추의 탄력을 유지시켜준다.

- 삼각 자세는 힙과 다리의 유연성을 촉진시킨다.

- 사람들이 엉덩이나 다른 쪽 넓적다리의 골절로 인해 한쪽 다리가 짧아져서 고통 받는 경우에 삼각 자세를 통한 극적인 효과를 볼 수 있을 것이다.

- 이것은 아르다 마찬드라사나(척추반비틀기)의 보조 동작이다.

- 그것은 척추 반비틀기 자세의 효과를 극대화한다.

- 간과 비장을 마사지하여 복부 분비물을 유도 방출해

준다.

- 몸의 순환 기능을 활성시킨다.

- 몸이 가벼워지고 다른 동작을 개선시킨다.

- 흔들림 없는 달 자세를 만든다.

잘못된 자세

1. 무릎을 구부린다.

2. 몸통이 앞뒤로 비틀린다.

3. 머리가 앞으로 기울여진다.

4. 체중이 다리에만 실린다.

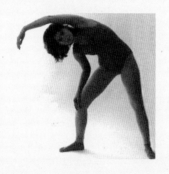

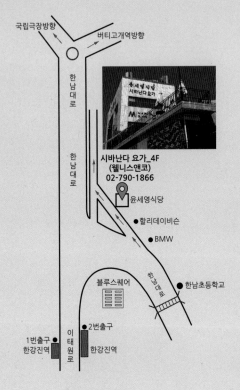

국립극장방향

버티고개역방향

한남대로

한남대로

시바난다 요가_4F
(웰니스앤코)
02-790-1866

윤세영식당

● 할리데이비슨

● BMW

한남대로

블루스퀘어

● 한남초등학교

1번출구
한강진역

이태원로

2번출구
한강진역

서울특별시 용산구 한남동 795-1 4층

오시는길   한강진역 2번출구 도보 200m(육교건너편)

주차정보 | 불가(인근 공영주차장 이용 가능)

이용시간   평일   10:00~20:30

토요일   07:30~13:00

매주 〈수요일, 일요일〉 휴무입니다.

전화번호   02-790-1866